Dr. Christa Keding

Praxisbuch psychologische Kinesiologie

Dr. Christa Keding

Praxisbuch psychologische Kinesiologie

Seelische Konflikte, emotionale Krisen und belastende Verhaltensmuster schnell lösen – mit Stress Release

VAK

VAK Verlags GmbH
Kirchzarten bei Freiburg

Hinweise des Verlags
Dieses Buch informiert über die Anwendung der kinesiologischen Techniken *Stress Release* und *Muskeltest*. Die dargestellten Verfahrensweisen haben sich als sicher und effektiv bewährt. Wer sie anwendet, tut dies in eigener Verantwortung. Autorin und Verlag beabsichtigen hier nicht, individuelle Diagnosen zu stellen oder Therapieempfehlungen zu geben. Die Informationen in diesem Buch sind nicht als Ersatz für professionelle therapeutische Hilfe bei gesundheitlichen oder psychischen Problemen zu verstehen.

Bibliografische Information der Deutschen Nationalbibliothek
Die Deutsche Nationalbibliothek verzeichnet diese Publikation in der Deutschen Nationalbibliografie; detaillierte bibliografische Daten sind im Internet über http://dnb.d-nb.de abrufbar.

VAK Verlags GmbH
Eschbachstr. 5
79199 Kirchzarten
Deutschland
www.vakverlag.de

Zeichnungen: Brigitte Braun-Dähler, Bad Schwalbach
Lektorat: Norbert Gehlen
Coverfoto: Getty Images/Pando Hall
Covergestaltung: fuchs_design, München
Layout: Karl-Heinz Mundinger, VAK
Gesamtherstellung: Friedrich Pustet KG, Regensburg
Printed in Germany
ISBN: 978-3-86731-136-6

Inhalt

Einführung 9
Was mich zu diesem Buch veranlasst hat 10
Psychotherapeutische Unschärfen 13
Der rote Faden dieses Buches 15

Die Stress-Release-Technik – Lösung von emotionalem Stress 19
Stress Release als Selbsthilfe im Alltag 19
Wurzeln in der Kinesiologie – Wandel in meiner Anwendung 22
Stress Release – eine synaptische Weichenstellung? 25
Einseitige Schaltkreise 26
Der Vorlauf zum Stress Release 31
Die praktische Durchführung 33
Die Dauer der Stress-Release-Anwendung 35
Risiken? Unerwünschte Wirkungen? 37

Die Psyche in Resonanz bringen 39
Der erste Schlüssel: Keine Scheu vor Fragen! 43
Der zweite Schlüssel: „Spiegeln“ 45
Der dritte Schlüssel: „Herauskristallisieren“ 47
Der vierte Schlüssel: Den Blick wenden 48
Gesprächsleitfäden 49

Der Muskeltest – Brücke zum Unterbewusstsein 55
Glaubenssätze 56
Treffende Worte 58
Testlisten 60
Der Muskeltest als Wegweiser 63
Wonach suchen wir? 69
Muster statt Ereignis 72
Zeitliche Zuordnung 73

Selbstwertgefühl und Selbstgefühl – Kindliche Prägungen .. 77
Wie Prägungen entstehen ... 81
Vorgeburtliche Erfahrungen ... 82
Die Geburt ... 85
Die Neugeborenen- und Säuglingszeit ... 87
Das Kleinstkind ... 92
Das Kleinkindalter ... 93
Die frühe Schulzeit ... 99
Pubertät und Jugendzeit ... 100

Von der *Ver*wicklung zur *Ent*wicklung ... 103
Frei zu neuem Fühlen und Handeln ... 105
Wegbegleitung ... 107

Indikationen ... 111
Psychosomatische Erkrankungen ... 111
Psychische Beschwerden und Störungen ... 124
Ängste ... 124
Phobien ... 129
Depressionen ... 133
Konflikte und Problemkonstellationen ... 140
Krisen ... 142
„Burn-out“ ... 143
„Stress“ ... 147
Süchte ... 147
Störungen des Essverhaltens ... 151
Traumata ... 156
Selbstfindungsprozesse ... 161
Psychotische Störungen ... 162

Erfolge, Nebenwirkungen, Aussichten 165
Vorsicht: „Suchtpotenzial“! 166
(Fehl-) Deutungen 167
Mentale Übertragungen 168
Der Therapeut als „Heilmittel“ 169
Jenseits des Muskeltests: Das Fundament der Weltsicht . . 172
Mein „Findungsweg“ 175
... und meine Konsequenzen als Therapeutin 176
Blick nach vorn: Werte und Sinn 179

Anhang 183
Grundlagen des Muskeltests 183
Testlisten mit Triggerbegriffen 219
Die Meridian-Alarmpunkte 224
Literaturempfehlungen 227
Über die Autorin 229

Liebe Leserinnen und Leser,
geneigte „TherapeutInnen“ und „KinesiologInnen“,

zwei Anmerkungen möchte ich vorausschicken:

1. *Zur Schreibweise:* Man / frau tut sich schwer damit, in dieser Weise (wie oben) „frauenfreundlich“ und gleichzeitig flüssig zu *schreiben* – und das *Lesen* wird so auch nicht einfacher. Ich empfinde das als gestelzt und unrund, mir fehlt die Eleganz (wie ich sie bei anderen Autorinnen gefunden habe), mit -en und -innen zu jonglieren. Ich bitte deshalb um Nachsicht, wenn ich den gewohnten, antiquierten Standard *männlicher* Wortgebilde beibehalte. Sie stehen weniger für die Personen als für die angesprochene Funktion (zum Beispiel Tester oder Therapeut oder Patient) und insofern erschiene es mir sehr gekünstelt, immer zwischen weiblichen und männlichen Ausübenden (oder „Ausübendinnen“?) zu unterscheiden.

2. *Zu den Fallgeschichten aus der Praxis:* In meiner Darstellung von beispielhaften Patientenbegleitungen habe ich mich bemüht, der Balance von Authentizität und Anonymität gerecht zu werden, indem ich Namenskürzel, Umstände, Daten und veranschaulichende Details verfremdet habe, sodass niemand hier seinen Nachbarn oder seine Arbeitskollegin entdecken dürfte. Sollten Sie als Leserinnen und Leser jedoch in dem einen oder anderen Fall den Eindruck haben, ein Stück Ihrer *eigenen* Geschichte wiederzuerkennen – selbst wenn wir uns nie begegnet sind –, dann mag sich darin widerspiegeln, was uns im gemeinsamen menschlichen Erleben und Erkennen verbindet.

Christa Keding

Einführung

Als Marlene H. in meine Praxis kam, litt sie an chronischer Leukämie. Sie kam nicht mit der Erwartung, von der Leukämie geheilt zu werden, sondern wollte ihren Beruf als Sängerin „loslassen“ können: Marlene H. war Opernsängerin, aber aufgrund der Erkrankung hatten alle behandelnden Ärzte, vom Hausarzt bis zum Onkologen, ihr dringend zur Schonung geraten, um Lebenszeit hinzuzugewinnen. Keine Anstrengung, keine Aufregung – erst recht keine Auftritte! „Die Bühne kann sie das Leben kosten“, hatte man ihr gesagt. Frau H. war darüber zutiefst unglücklich, denn Singen und Bühne waren ihr Ein und Alles und nun wollte sie mit diesem Abschied besser zurechtkommen – mit meiner Hilfe.

Doch unsere Begegnung verlief anders, als wir beide es anfangs erwartet hatten: Nach wenigen Sitzungen entschied sie sich sehr bestimmt, „jetzt erst recht“ zu singen: „Und wenn ich auf der Bühne zusammenbreche, dann war ich wenigstens noch einmal richtig glücklich!“ – Und sie sang. Und sie trat auf. Und sie ging zu Kontrolluntersuchungen: Je mehr sie sang, desto besser wurde ihr Blutbild!

Indem wir nicht (nur) ihrer Vorstellung vom Therapieziel folgten, sondern es dahingehend erweiterten, dass es für sie darum ging, den ihr entsprechenden Weg einzuschlagen, wurde buchstäblich wahr, was sie mir zu Beginn unserer Begegnung gesagt hatte: „Musik ist mein Leben!“ Sie widersprach schließlich allen medizinischen Prognosen, weil sie „zu sich selbst“ und zu dem gefunden hatte, was ihr Leben wirklich lebenswert machte.

So oder ähnlich könnten sicherlich auch andere Bücher beginnen, die ein überzeugendes Therapieverfahren vorstellen wollen. Ganz gewiss haben zahlreiche Wege seelischer Begleitung in konventioneller und komplementärer Heilkunde große Erfolge aufzuweisen. Und der „Markt der Möglichkeiten" dürfte bei der Fülle der Angebote inzwischen allemal gesättigt sein – was also bewegt mich, dieser Fülle mit diesem Buch noch ein weiteres Verfahren hinzuzufügen oder entgegenzusetzen? Reicht es nicht aus, dass Therapeuten längst vor einer überaus üppigen Auswahl stehen, aus der sie ganz nach eigener Neigung schöpfen können?

Ich muss gestehen, dass ich mich inzwischen recht orientierungslos und eher übersättigt fühle angesichts so vieler Methoden, die das (psycho)therapeutische Spektrum bereichern. Bevor ich mich entschloss, mit einem weiteren Buch ebenfalls noch etwas dazu beizusteuern, war also zu fragen, welchen Bedarf es dafür überhaupt geben könnte: Was macht die Arbeitsweise der psychologischen Kinesiologie so besonders und erwähnenswert? Was sollte Sie als Leserinnen und Leser gegebenenfalls zu diesem Buch hinziehen? Wofür könnte sich das Weiterlesen lohnen?

Um das, was Sie in diesem Buch erwartet, auf den Punkt – bzw. auf drei entscheidende Punkte – zu bringen, muss ich zunächst ein wenig ausholen und zwei Gedankenstränge zusammenführen: einmal ein Stück persönlicher Entwicklung, die das Schreiben meiner Bücher begleitet hat, und zum anderen einen Blick auf die aktuelle Landschaft von Psychosomatik und Psychotherapie.

Was mich zu diesem Buch veranlasst hat

Ende der 1990er-Jahre veröffentlichte ich zwei Bücher: *Gesund durch analytische Kinesiologie* und *Gesund durch psychologische Kinesiologie*. Aus der Komplexität der Kinesiologie hatte ich mir schon seit Längerem einzelne Bausteine herausgegriffen und sie zu einer einfachen Systematik modifiziert, um damit in der Praxis als Ärztin Krankheitsursprüngen auf den Grund zu gehen. Meine eindrucksvollen

Erfahrungen und meine Kenntnisse hierzu gab ich bald in Seminaren weiter; später stellte ich meine Arbeitsweise in den beiden genannten Büchern vor. Dabei widmete sich der erste Band der *medizinischen* Anwendung (im Zentrum steht das Untersuchungsinstrument Muskeltest als „Übersetzer" vegetativer Informationen) und der zweite – der Name sagt es – der *seelischen* Begleitung (wiederum mit einem Schwerpunkt auf dem Gebrauch des Muskeltests, verbunden mit *Stress Release* als Reflexbehandlung zum Lösen von „Blockaden").

Wegen der Schließung meines damaligen Verlags wurden die beiden vergriffenen Bücher seit 2010 nicht mehr neu aufgelegt. Das bedauerte ich nicht, denn 15 Jahre, Hunderte von Patienten und viele Ausbildungskurse später hatte ich einiges dazugelernt, mit der Folge, dass ich die Bücher sicherlich nicht mehr auf dieselbe Weise geschrieben hätte. Inzwischen war vieles vertieft, gereift und wesentlich klarer geworden; dem wurden die alten Ausgaben nicht mehr gerecht.

Wenn nun also die Überlegung anstand, meine Arbeitsweisen erneut auf dem jetzt aktuellen Stand vorzustellen, dann musste ich mich fragen, ob sie heute noch denselben Stellenwert haben wie vor 15 Jahren. Das ließ sich für den medizinisch orientierten Band schnell bejahen ließ und führte im Frühjahr 2013 zum *Praxisbuch analytische Kinesiologie* – für den Nachfolger von *Gesund durch psychologische Kinesiologie* erschien mir das zunächst weniger selbstverständlich:

In den letzten 20 Jahren hat sich das Angebot an psychisch regulierenden und balancierenden Methoden vervielfacht – die psychologische Kinesiologie, wie sie in meinem damaligen Buch dargestellt wurde, wäre nur *eine* von vielen Facetten rivalisierender komplementärer Therapieverfahren, eine etwas individualisierte Sonderform der Kinesiologie. Wenn mich die Entwicklung auf dem „Psycho-Markt" mit ihren immer neuen Methoden nun ohnehin schon ermüdete, würde ich mich dann nicht selbst *ad absurdum* führen, indem ich *Gesund durch psychologische Kinesiologie* ein wenig auffrischte und damit eben diesem Markt nur eine weitere Variante hinzufügte? Zumal ich ohnehin immer öfter all dessen überdrüssig bin, was „wesentlich mehr“ sucht oder anbietet – ich sehne mich eher danach, in „mehr Wesentlichem“ zur Ruhe zu kommen.

Wenn dieser Anspruch folglich auch für meine eigene Arbeit gilt, finde ich dann solche „wesentlicheren“ Aspekt in der psychologischen Kinesiologie, wie sie sich seit dem Erscheinen des ersten Buches vor 15 Jahren weiterentwickelt hat? Gibt es eine Leerstelle im therapeutischen Kontext, an der *Stress Release* und Muskeltest – neben allen bereits bestehenden Methoden – die therapeutische Arbeit tatsächlich *wesentlich* ergänzen?

Dieses Buch wäre nicht entstanden, wenn mir nicht eine leicht veränderte Betrachtungsweise dieses *Wesentliche* klar gemacht hätte: Ein entscheidender Unterschied liegt darin, ob etwas als therapeutische *Methode* oder als reines *Instrument* verstanden wird. „Methode“ umfasst in diesem Sinne ein in sich relativ geschlossenes, komplexes Regelwerk – die Traditionelle Chinesische Medizin (TCM), *Touch for Health* aus der Kinesiologie, Homöopathie, Neuraltherapie mögen Beispiele dafür sein. Das „Instrument“ jedoch besteht unabhängig vom methodischen Rahmen – so, wie der Gebrauch einer Akupunkturnadel nicht an die TCM gebunden ist.

So arbeitete ich nach meiner Kinesiologieausbildung einige Jahre zunächst *methodisch*-kinesiologisch, bis ich immer mehr entdeckte, wie die *Instrumente* Muskeltest und Stress Release auch losgelöst von sonstigen kinesiologischen Regulationsmaßnahmen ihren Dienst tun: Gleich in welchem Kontext stellt das Stress Release mit dem einfachen Berühren von Reflexzonen innerhalb weniger Minuten eine veränderte neurophysiologische Ausgangsbasis her. Und egal in welchem Kontext fungiert der Muskeltest als neuromuskulärer „Übersetzer“ des Un(ter)bewussten.

Beide Instrumente sind tiefgreifende Hilfsmittel von großer Einfachheit – in der Förderung psychischer Heilungsprozesse habe ich bisher nichts Vergleichbares gefunden. Und beide sind frei anwendbar, das heißt: nicht an eine bestimmte Methodik gebunden.

Wo aber können diese „methodikfreien" Elemente (das Stress Release und der Muskeltest) in der seelischen Begleitung bzw. der psychotherapeutischen Arbeit ihre Qualitäten sinnvoll einbringen? Schauen wir uns, um die spezifische Rolle von Stress Release und Muskeltest verdeutlichen zu können, kurz den zweiten Strang an, den ich eingangs angekündigt hatte, die aktuelle „Landschaft" von Psychosomatik und Psychotherapie:

Psychotherapeutische Unschärfen

Weltweit steigt die Zahl krankheitsbedingter Arbeitsausfälle aufgrund psychischer Probleme geradezu explosionsartig an. Dabei sind noch nicht einmal all diejenigen Fälle berücksichtigt, in denen nur eine körperliche Diagnose angegeben wird, die aber Ausdruck einer seelischen Belastung ist.

Immer mehr Menschen haben dementsprechend dringenden Bedarf an therapeutischer Unterstützung. Dabei müssen Betroffene in Deutschland, wenn ihnen überhaupt eine psychotherapeutische Begleitung empfohlen und nicht nur Psychopharmaka verordnet werden, oft ein halbes Jahr und länger auf einen Therapieplatz warten. Das liegt natürlich an dem Mangel an Therapieplätzen – und dieser wiederum hängt nicht nur von der Zahl der Therapeuten ab, sondern auch vom psychotherapeutischen Regelwerk innerhalb unseres Gesundheitssystems: *Wenn* eine Therapie bewilligt wird, bedeutet das eine längerfristige Bindung zwischen Therapeut und Patient mit sehr engmaschigen Begegnungen. Dadurch werden therapeutische Kapazitäten für *neue* Patienten blockiert. Was in Einzelfällen durchaus berechtigt sein kann, ist für viele andere Betroffene jedoch weder notwendig noch sinnvoll. Dass die üblichen psychotherapeutischen Leitlinien nicht längst überarbeitet worden sind, sehe ich wiederum in einer noch tiefer liegenden Schwierigkeit begründet, nämlich in mehreren *Unschärfen* innerhalb der „Materie" Psyche und ihrer therapeutischen Begleitung:

1. Eine erste zeit- und kostenträchtige Unschärfe liegt in der Psyche selbst: Sie bietet kaum konturierte Ansatzpunkte, lässt sich nicht durch Röntgen oder Labor darstellen. Gefühle, Psyche und Seele sind nicht recht fassbar, oft muss man lange im Trüben fischen, „herumstochern", ausprobieren, mutmaßen, um voranzukommen – nach meiner Erfahrung oft unnötig lange. Damit will ich nicht bestreiten, dass manche Menschen in manchen Situationen eine solche Begleitung brauchen. Ebenso berücksichtige ich, dass seelische Entwicklungsprozesse so wenig zu beschleunigen sind, wie das Ziehen an Grashalmen diese schneller wachsen lässt.
   Aber einer großen Zahl von Menschen in seelischer Not wäre durchaus mit zeitlich weit geringerem Einsatz wirkungsvoll zu helfen – was allerdings einen geeigneten Ansatz voraussetzt. Das betrifft viele Menschen mit Ängsten und Phobien, in depressiven Episoden und Lebenskrisen, und ganz besonders gilt es für viele *psychosomatisch* Erkrankte. Hier *konkreter* werden zu können, gezielter zu verstehen und zu fördern, das wäre also eine lohnende Herausforderung.

2. Für letztere, die psychosomatischen Erkrankungen, kommt noch eine weitere „Unschärfe" hinzu, nämlich die Unsicherheit der *Indikation* zur Psychotherapie. Trotz vieler nachgewiesener Heilungsprozesse: Wie kann man im Einzelfall vorab einigermaßen sicher sein, dass die organischen Manifestationen wirklich psychischen Ursprungs sind, sodass der aufwendige Einsatz von Psychotherapie gerechtfertigt ist? Man kann Psychotherapie nicht, wie eine Tablette, ein paar Tage „ausprobieren", ob sie hilft, sondern muss sich in der Regel eine ganze Weile darauf einlassen, um einschätzen zu können, ob sich dieser Weg als heilsam erweisen könnte. Die Entscheidung für eine Psychotherapie muss also gut untermauert sein; benötigt würde schon vorab mehr Sicherheit in der Beurteilung, bevor man diesen kostenträchtigen Weg wählt. Auch hier wäre also eine „Leerstelle" zu füllen, nämlich die Erleichterung einer solchen Entscheidung.

3. Eine letzte „Unschärfe“ geht von unserem Gehirn als Schaltstelle für automatische Reaktionsmuster aus. Immer mehr bestätigen die Neurowissenschaften, wie erstaunlich *plastisch* unsere Gehirnfunktionen sind, verbunden mit der großen Chance, selbst eingefahrene Verhaltensmuster zu verlassen und neue Wege zu bahnen. „Bahnen“ ist dabei ein entscheidendes Wort: In der Unzahl von synaptischen Verbindungen, die sich im menschlichen Gehirn zwischen Milliarden von Nervenzellen verschalten, laufen eingeübte emotionale Verarbeitungsweisen und Verhaltensgewohnheiten geradezu über „Autobahnen“ im Kopf ab. Wenn demgegenüber eine bekannte hinderliche Reaktionsweise durch ein gesünderes Verhalten ersetzt werden soll, muss dieses zunächst mühsam noch „unscharfe“ neuronale Trampelpfade betreten. Es wäre ein großer Gewinn, wenn innerhalb einer Therapie der Start in die richtigen Pfade „angebahnt“ werden könnte, indem geeignete synaptische Verknüpfungen begünstigt – die neuen Wege also „geebnet“ – werden.

Genau an diesen drei „Unschärfen“ setzen die Instrumente Stress Release und Muskeltest an: Das Stress Release scheint im Gehirn tatsächlich neurophysiologische Funktionen zu unterstützen, wie ich sie im dritten Punkt angesprochen habe. Und der Muskeltest fördert in der psychotherapeutischen Begleitung das Verstehen innerseelischer Zusammenhänge, indem er unterbewusste Informationen zu einem bestimmten Thema ins Bewusstsein hebt. Darüber hinaus dient er der Klärung, inwieweit überhaupt psychische Einflüsse für ein Krankheitsgeschehen ausschlaggebend sind.

Der rote Faden dieses Buches

So lassen sich beide Elemente, Stress Release und Muskeltest, zwar auch zu einem methodischen Verfahren kombinieren (was einige kinesiologische Richtungen praktizieren und was ich auch ansatzweise in diesem Buch anspreche), aber ebenso bringt jedes für sich im Kontext verschiedener Therapieformen einen im wahrsten Sinne des Wortes *entscheidenden* Gewinn. Um Sie in diesen Anwendungen nun möglichst gewinnbringend anzuleiten, habe ich dieses Buch folgendermaßen aufgebaut:

Gleich zu Beginn lade ich Sie ein, die neuroreflektorische Technik *Stress Release* kennenzulernen. Ihre Handhabung ist so einfach, dass Sie sie sozusagen von jetzt auf gleich in jede therapeutische Praxis integrieren können. Ganz ohne Aufwand dürften Sie und Ihre Patienten damit erste Erfahrungen machen, die Sie vermutlich nicht mehr missen möchten.

Da das Stress Release in seiner Tiefenwirkung umso nachhaltiger ist, je prägnanter darauf zugearbeitet wird, spreche ich einige Möglichkeiten an, im *Gespräch mit Patienten* leichter „auf den Punkt zu kommen".

Mit diesen Elementen ist ein breites Feld psychotherapeutischer Begleitung gut bedient und ermöglicht heilsame Unterstützung. In manchen Situationen jedoch, bei vielen Patienten besonders zu Beginn ihrer Veränderungsschritte, fällt es schwer, allein durch das Gespräch typische störende Reaktionsmuster zu definieren und in ihrem Ursprung nachzuvollziehen. An dieser Stelle kommt der Muskeltest zum Zuge, indem er als direkter Übersetzer des Unterbewusstseins innerseelische Zusammenhänge zu verdeutlichen hilft.

Das Instrument *Muskeltest* ist vermutlich etlichen Lesern vertraut, anderen noch völlig unbekannt. Da der Lesefluss dieses Buches durch die *Anleitung* zum Testen zu sehr unterbrochen würde, habe ich das Kapitel „Grundlagen des Muskeltests" in den Anhang ausgelagert. So können Sie sich entweder auf die psychisch begleitende Arbeit konzentrieren oder Sie widmen sich unabhängig davon vorübergehend dem Muskeltest, um ihn sich in Ihrem eigenen Tempo anzueignen.

Den Muskeltest stelle ich Ihnen dann als das Instrument vor, mit dem wir aus Arbeitslisten mit vorgegebenen Triggerbegriffen diejenigen herausfiltern, die den Patienten in ein tieferes Verständnis seiner Reaktionsmuster hineinführen. Diese emotionalen

Reaktionsweisen auf den Punkt zu bringen fördert ein entsprechendes „Umschalten“ beim nachfolgenden Stress Release.

In einem umfangreichen Kapitel betrachte ich schließlich verschiedene *Indikationen* zur psychischen Begleitung (wie Psychosomatik, Ängste, Depressionen, Lebenskrisen, Sucht), immer mit Blick auf den Stellenwert von Stress Release und Muskeltest. Veranschaulicht wird deren Einsatz durch zahlreiche Beispiele aus der Praxis, mal in detaillierten Szenen, mal in weiträumigen Verlaufsbeschreibungen oder auszugsweise in Stichworten.

Auch ein „Beipackzettel mit Risiken und Nebenwirkungen“ darf nicht fehlen ... Seine kurze Betrachtung leitet uns über zum abrundenden Blick auf tiefere Grundlagen im Rahmen psychischer Begleitung.

Alles in allem richtet sich dieses Buch an Menschen, die andere in seelischen Prozessen begleiten. In erster Linie spreche ich Therapeuten und Berater an, doch selbst wer „nur“ freundschaftlich einem Mitmenschen zur Seite steht, wird von dem einen oder anderen Element Nutzen haben – die jeweiligen Grenzen zu einer professionellen Therapie, die es dann zu beachten gilt, sollten sich aus dem laufenden Text erschließen.

Ich freue mich, dass Sie mir bis hierher lesend gefolgt sind – nun denn, gehen wir an die Arbeit!

Die Stress-Release-Technik – Lösung von emotionalem Stress

Zum Einstieg schlage ich Ihnen eine erste Selbsterfahrung mit Stress Release vor. Lernen Sie seine Wirkung in Situationen des Alltags kennen, die mit Unannehmlichkeiten, mit Anspannung, Ärger oder Ängsten einhergehen! Gelegenheiten für einen Selbstversuch mit Stress Release könnten beispielsweise sein: ein Streit mit Nachbarn, Ärger mit dem Chef, unangenehme Post, kreisende sorgenvolle Gedanken, ein aktueller Konflikt mit dem Partner, Angst vor einem schwierigen Gespräch oder Ähnliches. Diese Art der *Selbsthilfe* beschränkt sich auf Bagatellanlässe – *tiefgehende* seelische Nöte oder auch eingeschliffene emotionale Reaktionsmuster lassen sich hingegen nicht „mal eben“ im Alleingang heilen.

Stress Release als Selbsthilfe im Alltag

- Suchen Sie sich einen bequemen Sitzplatz, auf den Sie sich für einige Minuten ungestört zurückziehen können. (Es geht auch im Liegen.) Dann berühren Sie Ihre beiden Stirnbeinhöcker, wie gleich beschrieben. Das sind die leicht angedeuteten „Hügel“ der Stirn, mittig oberhalb der Augenbrauen gelegen, etwa zwei Querfinger oberhalb des Brauenbogens. Berühren Sie diese Zonen entweder mit Daumen und Zeigefinger (eventuell plus Mittelfinger derselben Hand, wobei sich die Hand wie ein Bogen über die Stirn wölbt. Oder stützen Sie Ihre Ellenbogen im Sitzen auf die Knie und halten jede der Zonen mit Zeige- (plus Mittelfinger) jeweils einer Hand. Dabei ist es nicht von Bedeutung, welche Finger Sie benutzen – für die Meisten ist diese Kombination anatomisch einfach die angenehmste Haltung. Wer es lieber mag, kann auch die gesamte Handfläche quer über die Stirn legen – Hauptsache ist, dass die beiden genannten Zonen *symmetrisch berührt* werden.

- Nun lassen Sie in dieser Haltung bei geschlossenen Augen die belastende Situation auf sich wirken. Rufen Sie sich die erlebten Szenen in Erinnerung, wiederholen Sie in Gedanken die verletzenden Worte oder malen Sie sich das befürchtete Ereignis aus. Versuchen Sie nicht, absichtlich etwas beiseite zu drängen oder zu beschönigen, reden Sie sich keinesfalls etwas ein, sondern nehmen Sie nur wahr, was geschieht, wenn Sie das Unangenehme eine Weile auf sich wirken lassen. Wenn möglich, spüren Sie auch der emotionalen Stimmung nach, die mit Ihrem Thema verbunden ist.
- Nach einigen Minuten könnte Ihnen auffallen, dass diese Bilder, Gedanken und Gefühle anfangen zu verblassen oder dass sich die Kreisbewegungen Ihrer Gedanken auflösen oder dass sich dunkle Bilder vielleicht aufgehellt haben. Es kann sein, dass das belastende Thema hinter sonstigen Eindrücken des Tages zurücktritt und „nicht mehr so wichtig" ist. Es kann sein, dass Ihnen eine Lösung einfällt oder dass sich ein ungeahnter Aspekt auftut. Es kann sein, dass Sie sich ruhiger oder zumindest nicht mehr so aufgewühlt fühlen. Es kann sein,

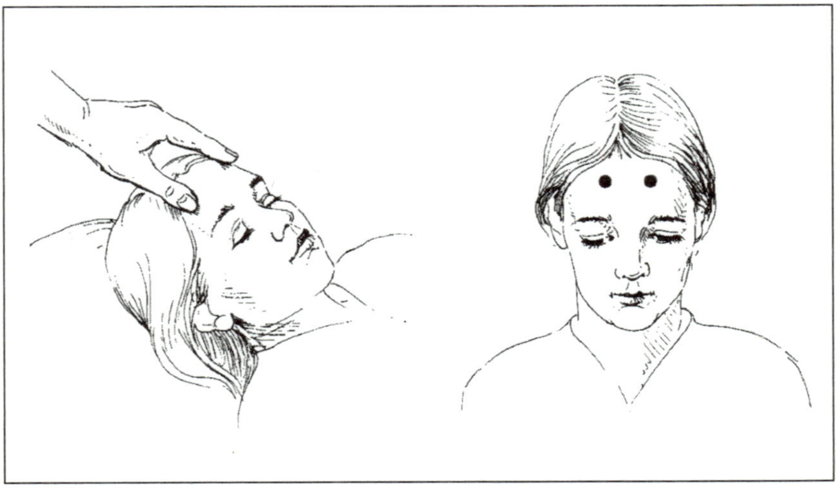

Stress Release: Die Lage der Punkte und die Platzierung der Finger

dass Sie im Kopf klarer geworden sind. Zumindest wird allgemein beobachtet, dass sich nach einigen Minuten die anfangs gedachte oder gefühlte Negativität nicht mehr aufrecht erhalten lässt. Das ist der Zeitpunkt, an dem die *Selbsthilfe* mit Stress Release abgeschlossen ist: Sie lösen die Finger wieder von der Stirn und kehren in den Alltag zurück.

Meist dauert solch ein situationsbezogenes Stress Release zwischen drei und zehn Minuten. Wenn sich allerdings innerhalb von maximal zehn Minuten keinerlei positive Wandlung einstellt (Sie könnten sich zur Erinnerung einen Kurzzeitwecker stellen), haben Sie vermutlich doch ein tiefer liegendes psychisches Problem berührt, das über die „Alltagsbagatellen" hinausgeht. Das ist nicht falsch und schadet auch nicht, denn dann wissen Sie, dass es da noch etwas zu tun gibt, was nicht durch vorübergehendes Halten der Stresspunkte zu „erledigen" ist.

Diese *Selbsthilfe* mit Stress Release hat nicht den Anspruch auf Tiefe, aber gemessen an dem minimalen Aufwand ist es eine kleine Intervention mit erstaunlicher Wirkung. Eindrucksvoll habe ich das immer wieder in unseren Kursen erfahren. Dort habe ich die Arbeitseinheit zum Stress Release immer mit einem Selbstversuch für alle Teilnehmer begonnen, in etwa so, wie ich es Ihnen hier vorgeschlagen habe. Vor mir saß die gesamte Seminargruppe und ich wusste natürlich nicht, welche Themen sich die Teilnehmer vorgenommen hatten. Nach Abschluss des Versuchs fragte ich in die Runde, wie sie es erlebt hätten. In nur wenigen Fällen gab es keinerlei lösende Wende und regelmäßig stellte sich in diesen Fällen auf meine Nachfrage heraus, dass sich hinter der vermuteten Bagatelle doch ein schwierigeres Grundthema verbarg. Die Meisten aber beschrieben Empfindungen wie Erleichterung, Ordnung im Kopf, Entspannung, Klarheit, einen zuversichtlicheren Blick. Das Minimum an Erfolg war, dass sich das Problem ein klein wenig leichter anfühlte; hin und wieder öffneten sich manchem sogar neue Türen vor dem inneren Auge.

Als Erleichterung, die eher an der Oberfläche bleibt, leistet das Stress Release also gute Dienste zur Stabilisierung im Alltagsstress. In diesem Sinne lässt es sich durchaus auch Patienten an die Hand geben, wobei im Bewusstsein bleiben sollte, dass grundlegende Veränderungen erst durch eine spezifische begleitende Vorarbeit angestoßen werden. Doch bevor wir darauf eingehen, wie das Stress Release zu einem solchen *tiefgreifenden* therapeutischen Instrument wird, sollten Sie zunächst einiges zu seiner Herkunft und Wirkungsweise erfahren.

Wurzeln in der Kinesiologie – Wandel in meiner Anwendung

Der Begriff *Stress Release* stammt aus der Kinesiologie, dort auch *Emotional Stress Release* genannt; übersetzt bedeutet er: (Er-) Lösung von emotionalem Stress. Es geht zurück auf die Beobachtung des amerikanischen Chiropraktikers Terrence Bennett, dass sich bei längerer Berührung diverser Reflexpunkte am Schädel die Durchblutung bestimmter Gehirnareale und damit die Gehirnaktivität verändert. Auf dieser Basis entwickelten verschiedene Anwender Systeme mit teilweise recht komplexen Interventionen, um aktuellen emotionalen Stress, seelische Blockaden und psychische Folgen früherer Erfahrungen zu lösen. Wer mehr über diese kinesiologischen Methoden wissen möchte, findet in meinen Literaturhinweisen Empfehlungen dazu.

Nach meiner Kinesiologieausbildung Ende der 1980er-Jahre begann ich nur zögerlich, in meiner damaligen Landarztpraxis die gelernten Abläufe bei Patienten anzuwenden. Zögerlich aus drei Gründen: Zu dieser Zeit waren „alternative“ heilkundliche Praktiken noch wenig geläufig und wurden misstrauisch beäugt, besonders in dem erzkonservativen Einzugsgebiet meiner Praxis. (Mit solchen „Hexereien“ hätte ich leicht meine Existenz aufs Spiel setzen können.) Eng damit verbunden war der zweite Grund: Ich hatte zwar in meiner Ausbildung die Wirkung von Stress Release selbst erlebt, fühlte mich aber zu unsicher, um es nachvollziehbar zu erklären. Damit wiederum verbunden war der dritte Grund: Gelernt hatte ich teilweise sehr komplexe Handlungsabläufe in Verbindung mit dem Stress Release, etwa bestimmte Vorarbeiten mit dem Muskeltest, aber auch Augenstellungen, Farbwirkungen und Reflexzonenbehandlungen, und wegen dieser verschiedenen Komponenten fielen mir Erklärungen noch schwerer. Darüber hinaus forderte die komplexe Methode von mir, eine Fülle von Abläufen im Kopf zu haben und rechtzeitig an alles zu denken, was es beim Stress Release zu tun galt, um auch nichts falsch zu machen. Das war für mich im Rahmen einer Praxis voller Patienten mit Husten, Rückenschmerzen und Bluthochdruck meist nicht zu bewältigen.

„Notgedrungen" ließ ich mich dann doch hin und wieder darauf ein, mit Patienten auf diese Weise zu arbeiten, vor allem, wenn sie schon eine therapeutische Odyssee hinter sich hatten und für jede mögliche Hilfe dankbar waren. Dabei ertappte ich mich dann das eine oder andere Mal dabei, dass ich irgendetwas aus der Komplexität der Abläufe beim Stress Release vergessen hatte – und es wirkte trotzdem. Irgendwann griff ich schließlich auch einmal ganz ohne sonstige Vorbereitungen zum Halten der Stirnpunkte – und auch das wirkte! Auf diese Weise „verlor" sich über die Jahre hinweg ein Behandlungselement nach dem anderen; Bestand hatte als einziges die symmetrische Berührung der Stirnbeinhöcker.

Erstaunliche Wende

Auf Empfehlung seiner Frau, die meine Arbeit kannte, suchte mich Gerd P. auf. Von sich aus war er eigentlich therapiemüde, litt aber wie schon seit Jahren unter erheblichen Minderwertigkeitsgefühlen. Oft glitt er in Ängste und Depressionen ab, weil ihm zwar klar war, dass er als Gartenbauarchitekt viele kreative Ideen hatte, er sich jedoch nie traute, damit in die Öffentlichkeit zu gehen. Wegen dieser seelischen Belastung hatte er bereits drei Jahre Psychotherapie hinter sich. Er kam zu mir mit den Worten: „Ich weiß doch, wodurch ich mich so entwickelt habe, ich kenne meine Geschichte in- und auswendig –

es nützt mir nur nichts!“ Natürlich mussten wir sein Thema noch einmal aufgreifen, „durchkauen“, mussten es in den Gehirnzentren aktivieren, allerdings diesmal mit der Absicht, dieses erneute Auffrischen der Erinnerung in ein Stress Release zu überführen. Was dann auch geschah.

Zwei Jahre später rief Herr P. mich an mit der Bitte um einen neuen Termin. Die Zeitplanung war schwierig, weil er zu dieser Zeit ständig auf Vortragsreise (!) war. Bei unserem Treffen erzählte er mir, dass wider Erwarten seit dem Stress Release etwas Entscheidendes anders geworden sei: „Meine Erinnerung an die alten Geschichten ist immer noch dieselbe, aber sie belastet mich nicht mehr, ich bin freier geworden.“

Um keine Missverständnisse aufkommen zu lassen: Ohne die lange therapeutische Vorarbeit wäre es wohl kaum allein durch Stress Release in einer einzigen Sitzung zu solch einer Wende gekommen. Doch das Stress Release hatte offenbar etwas bewirkt, was die Einsicht in die Zusammenhänge allein nicht bewirkt hatte.

Gerd P. war nicht der Einzige, mit dem ich Ähnliches erlebt habe, aber bei ihm war der Prozess durch die Kürze der Intervention besonders eindrucksvoll. Man stelle sich vor, was gewonnen werden könnte, wenn dieses Stress Release in psychotherapeutische Praxen Einzug halten würde, wenn also die eine oder andere Sitzung nach einem Gespräch mit der Stress-Release-Technik abgeschlossen würde, die offenbar „irgendwie“ eine andere Ausgangsbasis herstellt … Das sollten wir uns genauer ansehen.

Hier stellen sich zwei Fragen: Zum einen wäre zu klären, wieso mir etliche Elemente meiner ursprünglichen Ausbildung „verloren gehen“ durften, ohne dass offenbar – soweit man das überhaupt vergleichen kann – die Ergebnisse darunter gelitten hatten. Auf diesen Aspekt, der vermutlich besonders diejenigen interessieren dürfte, die in Ausbildungen oder als Patienten bereits andere Arbeitsweisen kennengelernt haben, gehe ich im Kapitel „Die Psyche in Resonanz bringen" ein, weil sich erst dort die von mir vermutete Erklärung erschließt.

Zum anderen wäre natürlich (und hauptsächlich) zu überlegen, wie wir die Erfahrungen mit Stress Release neurophysiologisch erklären können. Dem soll unsere nächste Betrachtung gelten.

Stress Release – eine synaptische Weichenstellung?

Wie erwähnt wurde nachgewiesen, dass sich bei längerer Berührung gewisser Punkte am Kopf die Durchblutung korrespondierender Gehirnareale verändert. Es liegt nahe, dass vermehrte Hirndurchblutung einhergeht mit gesteigerter neuronaler Aktivität; das heißt, dass das, was in diesen verstärkt durchbluteten Gehirnregionen repräsentiert ist, währenddessen sehr rege ist. Eine Grundlage von Stress Release ist also, dass wir von außen, nämlich durch Berührung, vorsichtig gesagt *Einfluss* auf innere Vorgänge nehmen.

Für unsere gewünschte Wirkung setzen wir voraus, dass es nötig ist, die Therapiepunkte am Kopf (in unserem Fall nur die Stirnbeinhöcker) seitengleich, *symmetrisch* zu berühren. Folglich dürften dann in beiden Gehirnhälften *korrespondierende* Zonen aktiviert werden. Welchen Sinn aber sollte das haben, warum „bewirkt" das etwas Wesentliches?

Grob vereinfacht (aber als therapeutische Grundlage ausreichend) lässt sich sagen, dass ein Schlüsselverständnis für das Stress Release in der unterschiedlichen Funktionsweise unserer beiden Gehirnhälften liegt. Beide arbeiten mit sehr spezifischen Qualitäten, die man in aller Kürze so auf den Punkt bringen könnte: Von der Aufgabe der motorischen Steuerung und der Verarbeitung von Sinneseindrücken einmal abgesehen, funktioniert die linke Hemisphäre in ihrer Arbeitsweise *denkend-analytisch*, die rechte *bildhaft-synthetisch*; die linke eher *linear-logisch*, die rechte *komplex-assoziativ*;

die linke *sprachlich*, die rechte *empfindend*; die linke *mathematisch*, die *rechte musisch*.

Jede der beiden Hemisphären geht mit dem, was im Leben geschieht, qualitativ anders um, und da kann es schon einmal zu Differenzen oder Kollisionen kommen. Wenn das passiert, leidet der Mensch unter einem Konflikt oder unter anderen Nöten. Doch wie kommt es dazu?

Üblicherweise brauchen wir für alle Fähigkeiten und Tätigkeiten unseres Alltags ein synchrones (also zeitgleiches) Zusammenspiel beider Hemisphären, mal ein wenig mehr rechtslastig, mal ein wenig mehr linkslastig. Durch Einüben und Wiederholen werden dann mittels zunehmender synaptischer Verknüpfungen Schaltkreise im Gehirn aufgebaut, die Gewohnheiten schaffen und rasche, automatisierte Handlungen ermöglichen.

Einseitige Schaltkreise

Nun kann es – weiterhin vereinfacht ausgedrückt – zu Situationen kommen, in denen in *einer* Hirnhälfte ein Schaltkreis bereits (einseitig) ausgebildet ist, ohne dass die *andere* Hemisphäre davon „weiß". Das gilt ganz besonders für die sehr frühen Erfahrungen unserer Lebensgeschichte, die wir nur empfindend, fühlend, ganzheitlich erleben – wie es die rechte Gehirnhälfte abbildet. Die Fähigkeiten der linken Hälfte entwickeln wir erst später, wenn wir bewusst zu denken beginnen und schreiben und rechnen lernen. Bis zu diesem Zeitpunkt sind aber schon viele Schaltkreise angelegt und verstärkt worden, die unabhängig von der Mitwirkung der linken, denkenden Seite eine Art Eigenleben führen. *Wir sind – was unser Gefühlsleben angeht – in unseren Reaktionsweisen längst geprägt, bevor wir uns darüber Gedanken machen können.*

Daran ist an sich noch nichts Verkehrtes, ja, viele „Schaltkreise" und damit verbundene psychosoziale Prägungen sind ausgesprochen nützlich als Grundlage für unser menschliches Miteinander – wir nennen das „Erziehung". Aber nicht jeder Einfluss aus unserem

Umfeld *dient* uns, manches *verletzt* nachhaltig, manches wird unserem individuellen Charakter nicht gerecht, mancher „Stempel“ aus früheren Jahren steht einem gesunden Selbstgefühl oder liebevollen und förderlichen Beziehungen im Wege. (Das Thema Prägungen wird uns noch ausführlicher beschäftigen.) Fortan werden in ähnlichen Situationen durch Reizworte oder bildhafte Auslöser geradezu automatisch dieselben neuronalen Spurrillen abgefahren und somit immer wieder dieselben negativen emotionalen Reaktionsweisen angestoßen – ein Dominoeffekt der Neuronen, der oft unbemerkt vom Bewusstsein abläuft.

Wenn wir dann eines Tages in Bedrängnis geraten, weil unser Wollen und unsere Einsicht ausgebremst werden durch Ängste, Depressionen, psychosomatische Erkrankungen, Beziehungskonflikte oder selbstzerstörerische Verhaltensweisen, geraten wir vielleicht an einen guten Therapeuten, mit dem wir unsere Lebensgeschichte aufarbeiten und hinter unseren heutigen Reaktionsweisen die Wurzeln frühkindlicher Erfahrungen entdecken. Doch wie viele Menschen haben es nicht schon erlebt, dass sie zwar nun endlich *wussten*, was sie auf eine bestimmte Bahn gelenkt hatte, es aber immer noch nicht schafften, nach dieser Erkenntnis anders damit umzugehen (wie unser Gartenbauarchitekt)?! Da hat man den Eindruck, dass zwischen den beiden Gehirnhälften ein tiefer, unüberbrückbarer Abgrund klafft: Da werfen wir von der *linken* Seite vielleicht einen einsichtsvollen Blick auf den Schaltkreis der *rechten* Seite, aber ohne ihn öffnen und mit dem neuen Verständnis verbinden zu können.

Unüberbrückbar? – Nein. Diesen Brückenschlag kann auf einfache Weise das Stress Release übernehmen. Es *synchronisiert* durch die symmetrische Berührung der Reflexpunkte die linke und die rechte Gehirnhälfte so, als wäre die Einsicht „recht-zeitig“ erfolgt, um die Bildung eines in sich geschlossenen, Schaltkreises zu verhindern. Wie diese „Rechtzeitigkeit“ solche verselbstständigten Schaltkreise verhindern kann, möge ein einfaches Beispiel veranschaulichen:

Stellen Sie sich einmal vor …

Sie wachen mitten in der Nacht von einem Getöse auf, das Schlafzimmerfenster steht offen, die Gardine weht, Sie sehen einen Schatten vor dem Fenster weghuschen.

Stellen Sie sich vor, wie es Ihnen ergeht, wenn Sie nicht klären können, was eben passiert ist. Beispielsweise, weil Sie schreckliche Angst haben, trauen Sie sich erst gar nicht, das Licht anzumachen. Sie verkriechen sich unter der Bettdecke. Was meinen Sie, wie gut können Sie in dieser Nacht einschlafen? – Und wie wird es am folgenden Abend sein? Wenn Sie sich eines Tages wegen chronischer Schlafstörungen untersuchen lassen, haben Sie diesen Vorfall längst vergessen.

Nun andersherum: Stellen Sie sich vor, Sie hätten sofort das Licht angeschaltet, wären aufgestanden und hätten aus dem Fenster geschaut: Statt des gefürchteten Einbrechers sahen Sie Nachbars Katze fluchtartig durch den Garten laufen. Wie ist es dann mit dem Wiedereinschlafen? Und wie wird es wohl in der nächsten Nacht werden?

Unsere erste Variante ist der Start zu einem geschlossenen Schaltkreis: Wir haben der linken Gehirnhälfte gar nicht die Chance gegeben, ebenfalls ihren Beitrag zu dem Vorfall beizusteuern und die Situation mit Einsicht zu beleuchten. Hätten wir das getan, wären uns Spätfolgen erspart geblieben. Anders verhält es sich natürlich mit Erfahrungen in unseren frühen Lebensjahren, wenn wir für Prägungen hoch empfänglich sind, aber weder in der Lage, diese Erfahrungen „vernünftig“ einzuschätzen, noch dazu, dem etwas bewusst Eigenständiges entgegenzusetzen. Durch weitere Wiederholungen ähnlicher Situationen haben sich dann die einst gelegten Spuren in unserem Gehirn zu regelrechten Automatismen ausgebaut, die alternative Möglichkeiten gar nicht erst in den Blick kommen lassen.

Das Ende vom Lied erinnert an die beiden Königskinder, die nicht zueinander kommen konnten. Die linke Hemisphäre ruft über den See: „Ich weiß doch aber … und ich möchte doch …“, und die rechte antwortet: „Ich kann doch nicht und soll doch nicht …“

Synchronisation

Während der Anwendung des Stress Release scheinen sich aufgrund der synchronisierten Anregung der Durchblutung die Schaltkreise zu öffnen, indem die beteiligten Areale beider Hemisphären (und die mit ihnen verbundenen tieferen Gehirnareale) durch den Kontakt der Stirnbeinhöcker reflektorisch sanft veranlasst werden, sich mit dem jeweiligen Thema oder Konflikt *gleichzeitig und gleichwertig* auseinanderzusetzen.

Es ist, als würden wir in die nächtliche Situation im Schlafzimmer zurückversetzt und könnten dort noch einmal *andere* Alternativen durchspielen, wodurch offenbar neue synaptische Verbindungen „ausprobiert“ bzw. angebahnt werden. Dafür spricht, dass Patienten nach Beendigung des Stress Release meist eine Veränderung im Erleben und Bewerten ihrer Problemsituation beschreiben. Offenbar vernetzen sich Alterfahrung und erwachsene Einsicht über neue synaptische Verschaltungen, die dann für die reale Lebenssituation Auswege erkennen lassen. Es scheint also beim Stress Release tatsächlich etwas im Kopf zu „passieren“.

Dazu passt auch, dass manche das Wirken der Stress-Release-Technik geradezu „physiologisch“ spüren:

Eine Kursteilnehmerin erlebte „ein unruhiges Hin-und-Her-Springen im Kopf, mal rechts, mal links – und zum Ende hin floss es auf beiden Seiten ausgeglichen und ruhig“. Andere empfinden ein Elektrisieren oder Pulsieren. Gemeinsam ist ihnen immer, dass es zunächst „asynchron“ beginnt und sich allmählich immer mehr synchronisiert.

*

Ein junger Mann beschrieb seiner Therapeutin, die aus der Gesprächssituation spontan in ein Stress Release übergeleitet hatte, nachher: „Das war ja witzig! Ich sah vor meinem inneren Auge die Icons von Computerdateien, wie sie auf dem Bildschirm beim Versenden oder Verschieben von einem Datenträger auf einen anderen wandern. Und gerade in dem Moment, bevor Sie Ihre Hand wieder von meiner Stirn nahmen, blinkte auf dem Schirm auf: „Dateien erfolgreich übertragen!“

Nun ist das Stress Release nicht der einzige Weg, die rechte und die linke Gehirnhälfte im therapeutischen Prozess zur Kooperation zu bewegen; auch eine Reihe anderer Methoden beziehen neben der *kognitiven* Ansprache (linke Seite) *ganzheitliche* Elemente (rechte Seite) ein, seien es kreative Therapieformen, systemische Aufstellungen oder andere. Sie alle lassen die „Kontrahenten“ sozusagen näher zusammenrücken. Den Vorteil gerade des Stress Release sehe ich aber darin, dass es sich ohne weiteren Aufwand und sonstige Techniken sofort mit fast jeder therapeutischen Arbeitsweise unaufdringlich verbinden und unterstützend nutzen lässt.

Vielseitig verwendbar

Der Coach eines Hochschulinstituts hatte in einem meiner Seminare und in eigener Therapie das Stress Release kennengelernt und war von seiner Wirkung begeistert. Deshalb überlegte er, inwieweit er es auch seinen Klienten zugutekommen lassen konnte. Obwohl er als Grundlegitimation eine therapeutische Ausbildung hatte, empfand er eine solche „Behandlung“ mit Berühren der Klienten im Rahmen seines universitären Auftrags jedoch als unangemessen. Deshalb bot er ihnen versuchsweise an, nach dem jeweiligen Gespräch selbst für einige Minuten die Reflexpunkte zu halten und das Thema gedanklich zu rekapitulieren. Die Wirkung beschreibt er als so überzeugend, dass weder er noch seine Coachees auf diese kleine Intervention verzichten wollten.

Der Vorlauf zum Stress Release

Woher wissen wir aber – nachdem wir uns für ein Stress Release entschieden haben –, ob dabei überhaupt die *richtigen* Gehirnareale aktiviert werden? Wie können wir davon ausgehen, dass das Gehirn während dieser Minuten allein durch Berührung von zwei Punkten weiß, was es tun soll, nämlich neue Weichen zu sehr einem konkreten Anliegen stellen (und nicht zu etwas beliebigem anderen)?

Ein logischer Schluss legt nahe, dass sich beim Stress Release im Gehirn *das* fortsetzt, was es im Laufe der therapeutischen Sitzung ohnehin beschäftigt hat. Denken und Fühlen widmen sich dem Thema, das den Patienten bewegt oder bedrängt und worüber eingehend gesprochen wurde. Solange dieses Anliegen ernsthaft vertieft wird, dürften doch alle entsprechenden Neuronen Funken sprühen!

Das heißt – so banal es klingen mag –, das Stress Release wird so tief greifen wie die vorangegangene Bearbeitung eines Themas. Je besser sich der Patient in seinem Anliegen verstanden fühlt und je besser sein Konflikt auf den Punkt gebracht ist, desto genauer werden gerade *die* Gehirnareale aktiviert, die es beim Stress Release zu koordinieren gilt.

Dabei ist es sogar unerheblich, ob schon *vor* dem Stress Release Denken und Fühlen (also rechts und links) gleichermaßen am Prozess beteiligt und damit beiderseits die Zonen angesprochen sind: Wenn eine der beiden Seiten ganz bei der Sache und die andere zumindest leicht angeregt ist, zieht die „schwächere" durch die Rückkopplung der berührten Reflexpunkte mit! Das gibt sich immer wieder darin zu erkennen, dass Patienten, die sehr „kopflastig" ins Stress Release gegangen sind, am Ende einen Zugang zum *Gefühl* erleben, und umgekehrt: Wer eher emotional aufgewühlt war, geht oft mit einem kühleren Kopf und neuer Einsicht daraus hervor.

Geringer Aufwand – hoher Wirkungsgrad

Das ist nun wirklich eine höchst erstaunliche, ja, sensationelle Entdeckung für die therapeutische Begleitung: Eine minimale neuronal-reflektorische Intervention scheint den Menschen in die Lage zu versetzen, nach entsprechender Vorarbeit alte Erfahrungen, Denkmuster und Reaktionsweisen neu zu bewerten, sich von Prägungen zu lösen und in „festgefahrenen" Lebensthemen neue Spielräume zu eröffnen …

Es scheint so, als würden beim Stress Release die inneren Kontrahenten an einen Tisch gesetzt und hätten erstmals Gelegenheit, „auf Augenhöhe" miteinander zu kommunizieren.

Die Aussagen von Patienten nach dem Stress Release beschreiben das Ergebnis dieses inneren Vorgangs recht einheitlich – so, wie es bereits bei der Selbsthilfeversion von Stress Release anklang: Sie geben an, sich ruhiger, klarer, stabiler, zuversichtlicher, geordneter zu fühlen. Oder noch allgemeiner könnte man sagen: Sie sind jeweils ein Stück mehr zu sich gekommen, „bei sich". Das kann sich sogar darin ausdrücken, dass jemand nach dem Stress Release weint oder auf andere Weise emotional betroffen ist, wenn bis dahin eine solche persönliche Besinnung noch nie zugelassen wurde.

Tiefe emotionale Wirkung

Ich begleitete eine Patientin schon eine Weile durch sehr kritische Zeiten in beruflichen und familiären Umbrüchen. Sie arbeitete unter schwierigen Umständen in einer verantwortungsvollen Position, hatte drei kleine Kinder und kaum praktische Unterstützung in der Bewältigung des Alltags. Immer wieder ging es um die Entscheidung über den richtigen Weg für sie, damit sie unter der Last nicht völlig zusammenbrach.

Nach einem Stress Release, das wir an ein Gespräch zu einem eher alltäglichen Thema anschlossen, brach sie in Tränen aus. Einen Augenblick lang war ich verunsichert, weil ich damit nicht gerechnet hatte. Mein erster Gedanke war, dass ich ihr in dieser Sitzung vielleicht nicht gerecht geworden war und unterschwellig ganz andere Fragen angestanden hätten. Auf meine Nachfrage sagte sie, dass sie während der letzten Minuten zum ersten Mal in aller Deutlichkeit gespürt habe, wie sehr sie jede Art von Selbstfürsorge über Jahre hinweg ignoriert habe. Sie sah, wie wenig sie sich zugestand, dass sie unter der maximalen Überforderung litt. Sie war erschüttert – aber sie stand kurz darauf erfrischt auf mit den Worten: „Jetzt weiß ich endlich, worum ich mich kümmern muss!"

Ziel und Ergebnis des Stress Release ist also keineswegs ein oberflächliches Wohlbefinden, sondern ein Zu-sich-Kommen. Und das kann sich durchaus unterschiedlich ausdrücken, eben auch durch emotionale Betroffenheit.

Die praktische Durchführung

Wenn auch Sie sich nun angeregt fühlen, das Stress Release in therapeutische Begleitungen zu integrieren und erste Erfahrungen bei Ihren Patienten zu sammeln, dann sollten wir an dieser Stelle noch zwei Dinge konkret ansprechen: die möglichen Gelegenheiten zur Anwendung und vor allem den Ablauf und die Rahmenbedingungen.

Wegen seiner ordnenden und ausgleichenden Funktion hat das Stress Release breit gefächerte „Indikationen":

– als *Selbsthilfe* in aufwühlenden oder belastenden Situationen (wie bereits angesprochen). (In diesem Sinne kann ein kurzes Stress

Release den Patienten auch schon *vor* der eigentlichen Bearbeitung angeboten werden, falls sie angespannt, nervös oder hektisch zum Termin erscheinen.)

- als *Abschluss* einer Gesprächssitzung – damit sich alles Bearbeitete setzen, ordnen und verankern kann.

Das Vorgehen:

- Grundsätzlich erkläre ich meinen Patienten vorab Sinn und Ablauf der Stress-Release-Technik. Meist nutze ich dafür das Erstgespräch, wenn ich sie mit meiner Arbeitsweise vertraut mache; selten muss ich es unmittelbar vor der Durchführung erklären. Dann allerdings spreche ich nur ganz kurz davon, „das Gehirn zu unterstützen, die besprochenen Dinge durch eine Reflexbehandlung zu ordnen" – um die Aufmerksamkeit nicht zu sehr vom Thema abzuziehen.
- Für meine Patienten habe ich einen bequemen Sessel mit verstellbarer Rückenlehne und Fußteil angeschafft, auf dem sie die ihnen angenehmste Position wählen können. Natürlich lässt sich das Stress Release auch auf einer Liege durchführen (oder notfalls im Sitzen, wie bei der Selbsthilfe vorgeschlagen). Aber der „Stress-Release-Stuhl" war eine lohnende Investition, weil sich die Patienten jederzeit, auch während des „Gesprächs auf Augenhöhe", gut aufgehoben fühlen und bei Bedarf in eine fast liegende Position gleiten können.
- Ich informiere die Patienten über die ungefähre Dauer des Stress Release, damit sie sich auf diesen Zeitrahmen einstellen können.
- Dann bitte ich sie, während der Dauer des Stress Release all das, was in unserer Sitzung angesprochen wurde, und alles, was ihnen dazu einfällt oder in ihnen aufsteigt, ohne Bewertung wirken zu lassen. Das können Gefühle sein, Gedanken, Erinnerungen, Bilder – oder auch Leere. Ich betone, dass man dabei nichts falsch machen kann, weil das Gehirn durch unsere Vorarbeit schon alle entsprechenden Zonen aktiviert hat.
- Ich empfehle, währenddessen die Augen zu schließen, damit man besser „bei sich" ist. Wenn jemand sich dadurch geängstigt fühlen sollte, funktioniert es grundsätzlich auch mit offenen Augen.

- Schon während meiner einleitenden Worte lege ich Daumen und Zeige- / Mittelfinger meiner Hand ohne Druck auf die Zonen der Stirnbeinhöcker und belasse sie ruhig in dieser Berührung – bis zum Schluss.
- Während des Stress Release wird in der Regel nicht gesprochen, weil das Reden ein tieferes Eintauchen in die inneren Prozesse verhindert, und es finden auch keine sonstigen parallelen Interventionen statt.
- Mit dem einhändigen Selbsttest der freien Hand (siehe „Essentials zum Muskeltest" im Anhang) teste ich wiederholt, ob das Stress Release noch fortgesetzt oder beendet werden soll. (Alternativen hierzu spreche ich weiter unten an.)
- Das Stress Release beende ich, indem ich vor dem Lösen der Hand von der Stirn kurz die Schulter des Patienten berühre, um darauf aufmerksam zu machen, dass sich jetzt etwas ändert. (Für manche fühlt es sich etwas unangenehm an, wenn das Berühren der Stirn ohne Vorankündigung plötzlich aufhört.)
- Abschließend frage ich nach dem Befinden und gebe, wenn es gewünscht wird, kurz Gelegenheit, etwas zu dem Erlebten zu sagen (zwei bis drei Minuten). Um den Eindruck des Stress Release nachwirken zu lassen, gehen wir aber nicht noch einmal ins Gespräch, sondern fassen die Verabschiedung kurz.

Die Dauer der Stress-Release-Anwendung

Bei der Selbsthilfeanwendung des Stress Release habe ich bereits erwähnt, dass sich in meiner Praxis und in unseren Seminaren eine Maximalzeit von etwa zehn Minuten herauskristallisiert hat. In meiner Anfangszeit der Anwendung der psychologischen Kinesiologie kamen allerdings auch deutlich längere Zeitspannen vor, bis zu zwanzig Minuten. Wenn ich die Situationen rückblickend vergleiche, fällt mir als wesentlicher Unterschied auf, dass ich anfangs noch „breiter" gefächert gearbeitet habe. Ich versuchte damals, alles mögliche, was für meinen Patienten als Stress infrage kommen könnte, innerhalb *einer* Sitzung ins Lot zu bringen. Das kostet natürlich auch das Gehirn eine längere Zeit des Ordnens. Die Ergebnisse waren jedoch nicht so befriedigend, wie ich es erhofft hatte; sowohl die Patienten wie auch ich selbst gingen aus einer solchen Begegnung oft eher angestrengt oder sogar verwirrt hervor.

Schließlich reduzierte ich die Themen unserer Sitzungen. Entweder erkannten wir hinter mehreren „Baustellen“ *ein* verbindendes Thema – was sehr häufig der Fall ist –, gingen dem nach und bearbeiteten diesen zentralen Knotenpunkt (– für das Gehirn übersichtlich und beim Stress Release weniger zeitintensiv). Oder wir beschränkten uns auf *einen* Themenbereich, der gerade besonders „pressierte“ – womit der Verarbeitungsvorgang für das Gehirn auch wiederum handlich wurde. Im Gesamtergebnis waren solche Sitzungen weitaus effektiver als meine frühere komplexe Herangehensweise, wir waren nach der Sitzung nicht erschöpft, sondern geklärt und erfrischt, und die weitere Entwicklung konnte viel konkreter anhand des umrissenen Themas beurteilt werden.

Sobald Sie den *Muskeltest* beherrschen, können Sie mit seiner Hilfe natürlich die individuellen Empfehlungen zur Dauer des Stress Release vom Patienten selbst einholen (siehe Anhang, „Dialogtest“). Oder Sie nutzen (wie ich selbst) den Selbsttest. Solange Sie nicht mit dem Muskeltesten vertraut sind, sind Sie mit pauschal zehn Minuten im Prinzip auf der sicheren Seite.

Und was ist mit der Alternative, dasselbe Entscheidungskriterium anzuwenden, das ich beim Selbsthilfe-Stress-Release empfohlen habe?: Sie könnten Ihren Patienten bitten, die Augen von sich aus zu öffnen, wenn sich der Eindruck festigt, dass es „gut“ ist oder dass die anfänglichen Bilder und Gedanken zurücktreten.

In der praktischen Umsetzung habe ich damit keine positiven Erfahrungen gemacht: Viele Menschen waren mehr damit beschäftigt, darüber nachzudenken, ob dieser Zeitpunkt denn nun schon gekommen sei, als dass sie sich noch auf ihr Thema einlassen konnten. Andere wollten aus Rücksicht auf mich „nichts falsch machen“ und öffneten die Augen viel zu früh – oder gar nicht.

> ***Empfehlung:***
>
> Eine zeitliche Richtschnur *entspannt* Patient und Therapeut. Und diese kann entweder mit dem Muskeltest *individuell* festgelegt werden oder aber mit der pauschalen Vorgabe von zehn Minuten.

Risiken? Unerwünschte Wirkungen?

Ich kann aus den Erfahrungen der 25 Jahre, in denen ich das Stress Release in der Praxis anwende (davon mehr als 20 Jahre in der hier beschriebenen Weise), und aus den Rückmeldungen der von mir ausgebildeten Therapeuten keine Situation ableiten, in der das Stress Release kontraindiziert wäre oder damit ein Risiko eingegangen würde. Die einzige Frage, zu der ich nicht über genügend Erfahrung verfüge, ist die, wie es sich mit einem solchen „synchronisierenden" Einfluss auf das Gehirn bei *Patienten mit Anfallsleiden* verhält. Bei den wenigen, die ich in meiner Praxis entsprechend behandelt habe, ist nie ein Anfall ausgelöst worden, aber das genügt nicht für eine Verallgemeinerung.

Hinsichtlich psychischer Reaktionen gehe ich davon aus, dass ein Stress Release als solches niemals die Befindlichkeit *verschlimmern* kann, mit der ein Patient gekommen ist. Dies erscheint mir wichtig zu erwähnen, weil es auch Neurofeedback-Verfahren wie das EMDR gibt (*Eye Movement Desensitization and Reprocessing* – zu Deutsch etwa: Augenbewegungs-Desensibilisierung und Wiederaufarbeitung), bei denen zum Beispiel über Augenrotation bestimmte Erinnerungen geweckt und sogar forciert werden sollen – was durchaus unangenehm sein kann. Das Stress Release, wie ich es praktiziere, greift jedoch immer nur das auf, was zuvor schon aktiv ist. Dies ist allerdings eine rein empirische Schlussfolgerung; ich möchte anregen, sie auch neurophysiologisch zu untermauern!

Damit kann das Stress Release ohne Bedenken einem großen Kreis von Patienten zugutekommen, einerseits in der wiederholten Akut- und Selbsthilfe, andererseits und hauptsächlich aber in seiner nachhaltigen Wirkung, tatsächlich „Knoten zu lösen“, die von den Fesseln alter emotionaler Verarbeitungsweisen befreien. Diesen Knoten auf die Spur zu kommen macht somit die wesentliche Vorarbeit für eine tiefgreifende Wirkung des Stress Release aus.

Da wir beim Stress Release eine neurophysiologische Wirkung erreichen wollen, stellt sich die Frage, wie es gut gelingen kann, die dafür erforderlichen Zentren in Aktion zu bringen. Dieser „Zuarbeit“, die im Stress Release ihre physiologische Krönung findet, wenden wir uns nun zu.

Die Psyche in Resonanz bringen

Ich gehe davon aus, dass die erwünschte Tiefenwirkung beim Stress Release auf unterschiedliche Weise gefördert werden kann. In meiner Kinesiologieausbildung hatte ich zahlreiche mögliche Begleitmaßnahmen des Stress Release kennengelernt, beispielsweise Augenrotationen, Farbbrillen, gleichzeitiges Halten von Meridianpunkten, gleichzeitige Reizung neurolymphatischer Zonen, Auflegen von Bach-Blütenessenzen auf den Körper, Wiederholung von Affirmationen, Düfte, Töne und mehr. Praktisch sah das unter Umständen so aus, dass während des Berührens der Stirnbeinhöcker (oder anderer Reflexpunkte) der Patient zugleich durch eine Farbbrille schaute und mit den Augen rotierte, dass von ihm selbst oder vom Therapeuten Affirmationen gesprochen wurden, dass bestimmte Zonen am Körper durch Reiben aktiviert wurden oder Ähnliches.

Wie bereits erwähnt hinderte mich die Kombination meiner vollen Hausarztpraxis und meines schlechten Gedächtnisses oft daran, schnell einmal auf diese erlernten „Bausteine“ zuzugreifen, sodass der Reihe nach immer mehr von ihnen verloren gingen. Hier nun möchte ich der angekündigten Erklärung nachgehen, wieso ich davon ausgehe, dass meine derart *reduzierte* Version des Stress Release mit dem alleinigen Halten der Stirnbeinhöcker den komplexeren Verfahren im Ergebnis ebenbürtig ist. Dazu fallen mir nur zwei Möglichkeiten ein: Entweder die „vergessenen“ Elemente sind überflüssig oder etwas anderes, etwas Gleichwertiges ist an ihre Stelle getreten.

Da viele kinesiologische Techniken nicht nur theoretisch sinnvoll und praktisch bewährt, sondern auch physiologisch belegt sind, kann „überflüssig“ nicht die passende Erklärung sein. Also liegt es nahe, dass ich (unbewusst?) etwas anderes an ihre Stelle gesetzt habe, das letztlich in etwa dieselbe Wirkung hat.

Wenn *eine* Absicht kinesiologischer Interventionen darin liegt, die richtigen Gehirnareale anzuregen, dann muss ich das wohl auf einem anderen Weg ebenfalls erreicht haben. Wie könnte das geschehen sein? Was trage ich in meinen Sitzungen mit Patienten dazu bei, die richtigen Nervenzellen anzuregen?

Meine Art, als Ärztin und Psychotherapeutin mit dem Patienten in Resonanz zu kommen, ist das Gespräch: Ich gehe auf ihn ein, versuche, ihn zu verstehen, und baue ihm damit Brücken, sich selbst und seine Möglichkeiten besser zu erkennen. Mir lag es schon in meiner früheren Hausarztpraxis mehr am Herzen, dass ein Patient *verstand* und sich nicht einfach nur *verhielt,* egal, ob es um Diabetes oder Rückenschmerzen, um Medikamenteneinnahme oder um Seelennöte ging. Kein Röntgenbefund und kein Laborwert spricht von sich aus zu einem Kranken. Erst das *Gespräch über* die Befunde verschafft dem Betroffenen einen Zugang und bezieht sein Bewusstsein mit ein – was erst recht eine entscheidende Voraussetzung dafür ist, in der *seelischen* Entwicklung seinen eigenen Weg zu finden.

Das Gespräch mit dem Patienten und die Beziehung zu ihm steht also bei mir immer im Mittelpunkt und jede Art von technischen und methodischen Hilfsmitteln ordne ich dem unter.

Rein neurophysiologisch gesehen dürfte es also *verschiedene* Wege geben, im Gehirn Resonanz zu erzeugen. Das funktioniert mit *kinesiologischen* Elementen ebenso wie im reinen *Gespräch* und es gibt vermutlich noch zahlreiche andere Anregungen für die beteiligten Hirnareale – vielleicht durch Töne (Klangschalen, Musik), Fotos des Patienten oder selbstgemalte Bilder und vielerlei mehr.

Dass ich etliche Elemente meiner kinesiologischen Ausbildung schlichtweg vergessen hatte, hat somit zu einer wertvollen Erkenntnis geführt:

> ***Methodische Freiheit***
>
> Das Stress Release als solches (also das Halten der Stirnbeinhöcker) kann vielfältig genutzt und in verschiedene Arbeitsweisen integriert werden. Voraussetzung für einen hohen Wirkungsgrad ist die Anregung bestimmter neuronaler Rückkopplungen zu einem bearbeiteten Thema. Diese Resonanzen löst die Kinesiologie durch zahlreiche reflektorische Maßnahmen aus; andere Impulse und Zugänge sind aber ebenso gut möglich. Zu diesen gehört insbesondere eine tiefergehende Gesprächsführung. Somit haben Therapeuten die *Wahl*, wie sie das Stress Release der eigenen Arbeitsweise und gegebenenfalls der Akzeptanz der Patienten anpassen; sie sind nicht auf ein bestimmtes methodisches Vorgehen festgelegt.

Gesprächsresonanz

Da das *Gespräch* bei jeder therapeutischen Begleitung ein verbindendes und allgemeingültiges Element ist, möchte ich einigen Aspekten desselben noch etwas mehr Aufmerksamkeit schenken, speziell mit Blick auf die Resonanz. Denn nicht jedes Gespräch ist gleichermaßen geeignet, den Patienten „bei sich ankommen" zu lassen und „den springenden Punkt" seines Problems zu erfassen, um die Entwicklung in eine neue Richtung anzustoßen. Einige Gesprächselemente haben sich in unseren Ausbildungen als besonders geeignet erwiesen, eine Thematik auszuloten, zu verdichten und das Verständnis für die „psychischen Fehlschaltungen" zu öffnen, die im Stress Release in neue Bahnen geleitet werden sollen. Ein paar solcher „Schlüsselelemente" möchte ich als Anregungen kurz vorstellen.

Der erste Schlüssel: Keine Scheu vor Fragen!

Natürlich braucht ein Mensch, der mit Seelennöten in die Praxis kommt, in erster Linie Raum zum freien Reden und als Therapeuten werden wir zunächst uneingeschränkt anhören, was der Patient mitbringt – zum einen, damit er seine Last mit-teilen kann, zum anderen, um ihn kennenzulernen. Und in der einen oder anderen therapeutischen Begleitung mag das Von-der-Seele-Reden unter empathischer Zuwendung bereits der bestmögliche Weg zur Heilung sein.

Andererseits habe ich in meiner Praxis oft genug gehört, dass Menschen sich unsicher und sogar unverstanden fühlten, wenn sie ihren Therapeuten ständig etwas „anbieten" mussten. Andere wiederum fliehen durch fortlaufendes Reden unbewusst geradezu vor der Begegnung mit sich selbst. Zumindest diesen beiden Patientengruppen ist wenig gedient, wenn sie letztlich nur zum freien Reden aufgefordert sind. Ebenso wenig kommen Menschen in etlichen Situationen durch alleiniges „aktives Zuhören" des Therapeuten in ihrem Verständnis weiter und einer Problemlösung näher. Was manchen beim freien Sprechenlassen mit empathischen Rückmeldungen fehlte (so auch mir, wenn ich selbst einmal betroffen war), das war die Erweiterung des eigenen Horizonts. *Fragen* des Therapeuten können den Blick entsprechend ausrichten, sei es, um über den eigenen Tellerrand hinauszuschauen, sei es, um Aufmerksamkeit nach innen zu wenden.

Auch unter dem Aspekt, möglichst klare Resonanz im Verstehen und Fühlen auszulösen, dürfte unstrukturiertes Sprechen allein wenig hilfreich sein. Insofern halte ich, um jemanden verstehen zu lernen bzw. ihn zu Selbsterkenntnis anzuregen, einfühlsame Fragen für eines der besten Mittel.

Mit Fragen ist von ihrem Prinzip her die Absicht verbunden, etwas zu erfahren, von Sachinformationen bis hin zu sehr persönlichen Mitteilungen. Fragen in der seelischen Begleitung von Menschen wollen aber nicht im Wesentlichen Fakten sammeln, sondern den Betroffenen zum Nachdenken anregen, ihn zur Erkenntnis seiner selbst führen. Dazu sind einige Fragetypen *mehr*, andere *weniger* geeignet.

Weniger geeignet sind *geschlossene* Fragen. Diese lassen sich grundsätzlich mit ja oder nein (oder vielleicht) beantworten. Sie passen eher an den Küchentisch („Möchtest du noch etwas Suppe haben?“) oder ins Geschäft („Soll ich Ihnen unser Angebot zufaxen?“), aber selten in die therapeutische oder beratende Begegnung. Denn zum einen engen geschlossene Fragen das Blickfeld auf nur zwei Alternativen ein (ja – nein, entweder – oder), sie *erweitern* also nicht die Optionen. Zum anderen strengen sie den Fragesteller enorm an, denn er muss ja sozusagen für den Klienten mitdenken, vordenken oder ganz an seiner Stelle denken. Damit bleibt der Denkprozess des Betroffenen auf die Oberfläche beschränkt, ihm wird eigenes Nach-Denken abgenommen und dadurch eine tiefergehende Resonanz geradezu verhindert. Oder etwas provokant gesagt: Durch geschlossene Fragen aktiviert *der Frager* seine Gehirnzentren, aber *nicht der Gefragte* (wie eigentlich gewünscht)!

Offene Fragen hingegen „öffnen“ den Prozess von Nachdenken und Nachspüren. Wo ich nicht nur vor die Wahl zwischen einem Ja und einem Nein gestellt bin, muss ich nachdenken, in mich gehen, mich konzentrieren. Dadurch werden – wie nicht anders zu erwarten – in unserem Gehirn die dazugehörigen Regionen angesprochen.

Offene Fragen beginnen üblicherweise mit einem W: Was, wer, wie, wodurch, woher usw. Diese Fragewörter lenken die Aufmerksamkeit in die Tiefe, der Mensch beginnt, in sich hineinzuhorchen. Durch sie werden Situationen plastisch, die Erinnerung wird angeregt und man ist eingeladen, immer mehr mit sich selbst in Kontakt zu kommen. Zwei Fragewörter leisten dabei die Hauptarbeit: das Was und das Wie. Gerade der Beginn eines Gesprächs ist meist gekennzeichnet durch das Was: Was hat sich ereignet, was beschäftigt Sie? Und auch: Was sind die Fakten, die Umstände? Das heißt, durch das Was suchen wir weitgehend Sachinformationen. Auch diese können durchaus einen ersten Beitrag dazu leisten, Gehirnregionen anzuregen, weil die Beschreibung der Situation einerseits die linke Hemisphäre zum *Berichten* benutzt, andererseits die Situationen ja auch *bildhaft* wachruft, also die rechte Hälfte einbezieht.

Noch tiefer führt das Wie. Die Frage „Wie hat sich das abgespielt?" lässt geradezu ins Nachdenken eintauchen. „Wie ist Ihnen dabei zumute?" oder „Wie geht es Ihnen damit?" – solche Fragen schlagen auch gleich die Brücke ins Nach*fühlen*, also zur rechten Hirnhälfte.

W-Fragen sind offensichtlich ein geeigneter Generalschlüssel für seelische Tiefen – mit *einer* Ausnahme: *Viel benutzt und selten nützlich ist das Warum!*

In unserem Sprachgebrauch kann das Warum in zweierlei Hinsicht einem therapeutischen Prozess abträglich sein: Erstens hören viele Gefragte aus dem Warum einen unterschwelligen Vorwurf heraus – und manchmal ist es ja auch so gemeint („Warum kommst du erst jetzt?" – „Warum hast du meine Post geöffnet?" – „Warum machst du das?"). Wenn es aber *nicht* als Vorwurf gemeint ist, kann man diesen Eindruck vermeiden durch die Wahl einer anderen Formulierung: „Wo hast du denn gesteckt?" – „Was hat dich veranlasst, meine Post zu öffnen?" – „*Wozu* machst du das?" – solche Fragen drücken zwar etwas ganz Ähnliches aus wie das Warum, transportieren aber eine andere „Note" und wecken weitaus seltener Assoziationen zu Vorwürfen.

Ein zweiter Grund, mit dem Warum sparsam zu sein: Wer nach dem Warum gefragt wird, beginnt üblicherweise sofort, in der linken Gehirnhälfte eher oberflächlich rationale Gedankenspuren abzufahren, von reaktiven Rechtfertigungen angefangen bis zu angestrengten Überlegungen – ja, warum eigentlich? Tritt an diese Stelle beispielsweise die Frage: „Wie ist es dazu gekommen …", dann werden Abläufe rekonstruiert, der Denkprozess und damit auch die Antwort wird dadurch plastisch.

Wie, was, wodurch und ihre Verwandten könnte man also als „plastische" Fragewörter bezeichnen – und diesen lässt sich das

Warum nicht zuordnen, weil es auf der eher abstrakten, linearen Ebene bleibt.

Damit ist zum Thema Fragestil bereits das Wesentliche abgehandelt. Zwar sind kluge Fragen entscheidende Anstöße in einer therapeutischen oder beratenden Begleitung, doch wir können im Gespräch noch auf andere Weise zum Resonanzkörper werden und das Innere eines Patienten zum Klingen zu bringen:

Der zweite Schlüssel: „Spiegeln“

Die Entdeckung der sogenannten Spiegelneuronen hat neurowissenschaftlich bestätigt, was menschliche Erfahrung schon immer wusste, nämlich dass wir tatsächlich mit einem anderen Menschen mitfühlen und uns in gewissem Maße in ihn hineinversetzen können. Für unsere Zuarbeit zum Stress Release stehen wir somit auf einem soliden Fundament, wenn wir unserem Gegenüber Worte, Bilder, Assoziationen und Empfindungen zur Verfügung stellen, die während eines Gesprächs in uns auftauchen.

Typischerweise „spiegelt“ der Therapeut in drei Versionen:

1. Er drückt das Gehörte noch einmal *mit eigenen Worten* aus, einmal um den Gesprächspartner prüfen zu lassen, inwieweit er sich richtig verstanden fühlt, und zum anderen, um ihm Gelegenheit zu geben, seine Aussage noch einmal zu überdenken. Diese Spiegelungsfacette kann zugleich Empathiebekundung einschließen („Ich kann gut verstehen, wie Sie sich gefühlt haben, als …“).
2. Als Zweites können *Verhaltensweisen* während einer Sitzung „gespiegelt“ werden: Körpersprache, Mimik, Stimmlage … Dadurch wird sich der Betroffene leichter bewusst, wo inneres Empfinden und äußeres Verhalten eventuell nicht kongruent sind. (Beispiel: Der Patient erzählt *lächelnd* über ein erschreckendes Ereignis oder er sitzt *immer verkrampfter* auf seinem Stuhl, während er von seiner „liebevollen Beziehung zur Mutter“ spricht …) Der Hinweis auf einen solchen Widerspruch kann den Betroffenen in eine bewusstere Selbstwahrnehmung lenken.

3. Bei einer dritten Facette des Spiegelns nimmt der Therapeut eigene Körperreaktionen auf und bringt sie ins Gespräch. Oft spürt der Begleiter nicht zugelassene Gefühle des *anderen* in sich selbst aufsteigen (psychotherapeutisch als *Übertragung* bekannt). Sie können bewusst als „Mantel“ angeboten werden, in den der Patient „hineinschlüpfen“ kann, wenn er ihm passt.

Ähnlich anregend können im Gespräch Vergleiche, Metaphern oder kurze Geschichten wirken. Auch hier „spiegelt“ sich etwas vom Patienten, erlaubt ihm jedoch zugleich einen gewissen Abstand. Er ist nicht gezwungen, das unmittelbar mit sich selbst zu identifizieren, sondern kann es sich erst einmal „anschauen“, um zu entscheiden, was davon er sich zu eigen macht. Dabei haben Sprachbilder den Effekt, von vornherein die gewünschten Brücken zur rechten Gehirnhälfte zu schlagen. Sie sind jedoch kein stilistischer Selbstzweck, sondern sollen durch die Analogien etwas *deutlicher machen*, als es zuvor gewesen ist.

Eine Spiegelung besonderer Art kann das Verständnis von *Krankheitssymptomen* als Ausdruck seelischer Botschaften sein. Manchmal scheint der Körper bei psychosomatischen Erkrankungen „wortwörtlich“ das auszudrücken, was die Seele des Menschen ohne dieses Hilfsmittel nicht hörbar machen kann. Schon unsere Sprache drückt immer wieder aus, wie sehr Gefühle den Weg in den Körper finden: „Da wird mir übel!“ – „Das macht mir Kopfzerbrechen.“ – „Das liegt mir im Magen.“ – „Davor habe ich Schiss …“ Dem Patienten gegebenenfalls solche Wortspiele anzubieten, die den Blick in den Spiegel des Körpers lenken, kann Brücken zum Verständnis bauen. (Viele Anregungen hierzu finden sich in Rüdiger Dahlkes Buch *Krankheit als Symbol.*) Während meine Beispiele Gefühlsäußerungen sehr linear mit dem Körper in Verbindung bringen, stehen hinter vielen Erkrankungen ebenfalls oft komplexere seelische Lasten, die es aufzudecken und zu bearbeiten lohnt.

Der dritte Schlüssel: „Herauskristallisieren“

Die größtmögliche Wirkung beim Stress Release scheinen wir zu erzielen, wenn nicht möglichst vieles oder gar „alles“ in Angriff genommen wird, sondern wenn sich die Problemsituation eines Patienten verdichten lässt auf das Kernproblem, das hinter seinen Schwierigkeiten steht. Wenn man mittendrin steckt, wie das ja bei Betroffenen der Fall ist, „sieht man den Wald vor lauter Bäumen nicht“. Wir können hundert Tipps von Eheexperten beherzigen, uns eine gemeinsame Auszeit zu gönnen oder jede Woche einmal 15 Minuten miteinander frei zu reden, aber wir werden in der Regel nur selten einen wirklichen Durchbruch schaffen, solange wir nicht unser verstelltes Reaktionsmuster erkennen, durch dessen Brille wir den Partner sehen.

Die therapeutische Aufgabe, mit dem Patienten immer wieder auf den „springenden Punkt“ zuzuarbeiten, profitiert von Hilfsmitteln wie:

- Zusammenfassen: „Verstehe ich es richtig, dass Sie sowohl bei Ihrem Chef wie bei Ihrer Schwiegermutter und bei Ihrem Sohn immer wieder erleben, dass Sie wie ein Kleinkind behandelt werden?“
- Überspitzen: „Könnte man sagen, dass Sie sich von allen untergebuttert fühlen?“
- (Wohlwollende) Provokation: „Und Sie wären glatt bereit, nicht nur sich selbst, sondern nun auch noch Ihr Kind von Ihrem Mann verprügeln zu lassen?“

Es würde hier zu weit führen, auf diese Aspekte einzeln näher einzugehen. Da aber gerade das Verdichten, Konkretisieren und Überspitzen im richtigen Rahmen und auf entsprechender therapeutischer Basis dem Patienten oft überhaupt erst seine eigene Haltung deutlich macht, sollten diese Gesprächswerkzeuge hier zumindest erwähnt sein.

Der vierte Schlüssel: Den Blick wenden

Ein letzter Aspekt der Gesprächsführung wendet sich in eine andere, aber im wahrsten Sinn des Wortes „entscheidende" Richtung. Haben wir bislang angesprochen, was den Patienten belastet oder ihm im Wege zu stehen scheint, und uns bemüht, sein problematisches Reaktionsmuster konkreter und deutlicher werden zu lassen, so öffnet sich der Blick jetzt nach vorn, in Richtung auf eine wünschenswerte Alternative. Wenn diese aus der Wurzel des Problems heraus, nämlich aus den eigenen Prägungen und Erlebensweisen, entwickelt werden, wird die gewünschte Veränderung umso stimmiger und nachhaltiger sein.

Während wir in einem späteren Kapitel noch konkrete Begleitmaßnahmen ansprechen werden, die einem angestrebten Ziel zuarbeiten, soll hier die Tür zu Lösungsmöglichkeiten zunächst nur einen Spalt breit geöffnet werden. Mit einer solchen Blickwendung müssen noch keine konkreten Perspektiven zum Problem selbst aufscheinen, aber es sollte ein erster Beitrag erkennbar werden, den der Patient auf einem möglichen Lösungs*weg* leisten könnte.

In diesem Sinne gehören hierher Fragen nach stärkenden Ressourcen – wobei sich als Minimum vielleicht die Entscheidung für eine verbindliche therapeutische Begleitung anbietet, aber auch das wäre schon ein erster Schritt, ein „Halteseil" für den weiteren Prozess. Den meisten Menschen fallen jedoch bei dieser Blickwendung noch weitere Möglichkeiten ein, sich in einem Veränderungsprozess bestärken zu lassen.

Gesprächsleitfäden

Wenn wir beim Bild der Schlüssel bleiben, möchte ich Ihnen an dieser Stelle noch einen „Spezialschlüssel“ in zwei Varianten vorstellen, nämlich Gesprächsleitfäden, wie ich sie einmal im Rahmen unserer Ausbildungskurse entwickelt habe. Damit wollte ich eine Verbindung von freiem Gespräch und leitender Struktur anbieten. Was als Übungsgrundlage begann, wurde dann aber sogar von einigen Teilnehmern in ihre therapeutische Praxis übernommen. Denn ein solcher Leitfaden leistet beispielsweise dann gute Dienste, wenn wir ungeplant auf eine akute seelische Notlage eines Patienten eingehen müssen (was üblicherweise unseren gesamten Terminplan zu sprengen droht). Aber mit dem Einsatz von zehn bis maximal zwanzig Minuten können wir einen Menschen in der Regel aus dem gröbsten Tief erstaunlich gut herausholen, wenn wir ihn „an die LEINE“ nehmen.

Die Abkürzung **LEINE** ist eine Eselsbrücke und steht für die Abfolge der folgenden Gesprächsbausteine:

L: Was ist **l**os? (Den Patienten gefühlte 3 Minuten frei sprechen lassen)

E: **E**motion: Was empfinden / fühlen Sie dabei? Wie geht es Ihnen damit?

I: **I**ntensität: Was ist gerade am schlimmsten daran?

N: **N**ützliches, „**N**otwendendes“: Was hat Ihnen in ähnlichen Krisen geholfen?

E: **E**rmutigung (Ausdruck von **E**mpathie; **E**mpfehlen konkreter Maßnahmen)

Als Beispiel dokumentiere ich hier einen Auszug aus einem 20-Minuten-Gespräch inklusive Stress Release:

„Möchten Sie darüber reden?"

Bei einem Routinetermin zum Besprechen von Laborbefunden bricht es aus einem Patienten heraus: „Wenigstens *das* ist in Ordnung – wenn schon meine ganze Welt gerade zusammenbricht!" Mit dem Angebot „Möchten Sie darüber reden?" lade ich ihn ein: „Erzählen Sie mal, was los ist!"

Der Mann erzählt, dass sein erwachsener Sohn sein Examen wiederholt nicht bestanden habe und ihm immer noch auf der Tasche liege, dass er wohl seinen eigenen Arbeitsplatz wegen Umstrukturierung der Firma verlieren werde, die Raten des Hauses dann nicht mehr abtragen könne und dass er sich nicht traue, mit seiner Frau über all das zu reden.

Nachdem durch das Aussprechen der erste Druck genommen ist, stelle ich die Frage nach den Emotionen: „Und wie geht es Ihnen damit?" Oder: „Und wie fühlen Sie sich bei all dem?" – Er spricht daraufhin von Verzweiflung, Sorgen, Ausweglosigkeit, Ohnmacht.

Meine nächste Frage, ob er benennen könne, was ihm davon am meisten zu schaffen mache (Intensität), beantwortet er mit der Angst, dass er all dem nicht gewachsen sei und dass daran seine Beziehungen zerbrechen könnten. (Gerade an diesem Punkt ist es meist sinnvoll, etwas länger zu verweilen, weil er zum Ansatz der nötigen Veränderung führt.)

„Ich kann gut verstehen, dass Sie das fertigmacht. Lassen Sie uns deshalb Ausschau halten, was Ihnen im Moment weiterhelfen könnte. Bestimmt haben Sie in Ihrem Leben auch zu anderen Zeiten schon Schwieriges erlebt oder Krisen durchgemacht – was hat Ihnen dabei geholfen?" (Frage nach „Notwendendem", Nützlichem)

Er besinnt sich, dass in Krisen immer ganz besonders wichtig war, sich anderen Menschen anzuvertrauen. Dabei fällt ihm ein Freund ein, mit dem er einiges durchsprechen könnte, aber auch der Gedanke, sich kurzfristig therapeutisch unterstützen zu lassen. Außerdem erinnert er sich an sein grundsätzliches Gottvertrauen und will daran wieder anknüpfen. Und er entscheidet, dass er doch, vielleicht mithilfe eines Therapeuten, das Gespräch mit seiner Frau suchen wolle. Er atmet auf.

Ich versichere ihm noch einmal, dass ich seine Lage verstehe, dass ich aber auch die Hoffnung aus seinen letzten Gedanken heraushöre (Ermutigung). Seinen noch vagen Entschluss, eventuell professionelle Unterstützung in Anspruch zu nehmen, unterstütze ich (Ermutigung) mit dem Angebot, einen weiteren Gesprächstermin zu vereinbaren (oder Kontakte zu Therapeuten herzustellen).

Es ist schon erstaunlich, in wie vielen Fällen eine solche „LEINE“ genau das Seil ist, mit dem sich ein Patient vor einem Absturz „gesichert“ fühlt! Dabei sind die von mir angegebenen zwanzig Minuten nur ein ungefährer Anhaltspunkt. Oft reichen schon zehn Minuten, um zu einem guten Punkt zu kommen. Andererseits kenne ich einige Therapeuten, die die *meisten* ihrer Sitzungen an diese Gesprächsstruktur anlehnen, auch wenn sie wesentlich mehr Zeit einräumen. Denn das Prinzip bewährt sich in vielen Situationen:

Aus einer Komplexität von Ereignissen und Umständen führt die Frage „Wie fühlen Sie sich dabei?“ zum Erleben des Patienten zurück. Damit wird er sich seiner selbst im gesamten Geschehen wieder bewusst. Die Frage nach dem Schlimmsten (Intensität) lässt ihn wiederum tiefer nachdenken und -spüren, macht sein Empfinden konkreter und verdichtet es. Für den Augenblick blendet das zwar andere Aspekte möglicherweise aus, aber in dem, was ihn zur Zeit am stärksten bedrängt, kommt er sich selbst am nächsten.

Damit gelangt er ans Innehalten, das als Wendeschleife in Richtung auf die Krisenbewältigung genutzt werden kann. Der Blick nach vorn nährt sich aus Erfahrungen, die der Patient bisher im Leben mit kritischen Situationen oder Seelentiefs gemacht hat. Das heißt, unser Gesprächsbogen geht von der Oberfläche der Geschehnisse aus, führt in die Tiefe der persönlichen Betroffenheit und taucht wieder auf mit ganz praktischen Perspektiven oder Ermutigungen.

Wenn Sie sich von einem solchen Leitfaden angesprochen fühlen, könnten Sie auch eine andere Variante der „LEINE" nützlich finden, besonders wenn Sie nach Gesprächsbrücken bei psychosomatischen Beschwerden suchen – ja, **SUCHEN** könnte da hilfreich werden:

S: **S**ymptom, **S**törung

U: **U**mstände, **U**mfeld

C: **C**hance der Beschwerden

H: **H**inweis der Symbolik

E: **E**insicht, **E**rklärung

N: **N**otwendigkeit

Auch an diesem Gerüst kann man sich im Gespräch entlangbewegen, etwa in dieser Weise:

- Erzählen Sie etwas über Ihre Symptome – welche Störungen machen Ihnen zu schaffen?
- Auf welche Umgebung, welches Umfeld, welche Lebensumstände treffen Ihre Beschwerden?
- Haben Sie eine Idee, welche Chance Ihnen Ihr Körper mit den Beschwerden möglicherweise geben könnte? (Zur Ruhe kommen, sich besinnen, Umkehr …)
- Angenommen, die Beschwerden erübrigen sich, sobald Sie verstehen, welchen Hinweis sie Ihnen geben wollen – was könnten sie Ihnen sagen wollen?
- Inwieweit könnten Sie sich vorstellen, dass hierin eine mögliche Erklärung für Ihr Leiden liegt? – Gibt es eine Erkenntnis dazu?

- Welche Idee haben Sie, womit Sie (momentan oder generell) beginnen könnten, „die Not zu wenden" und den Hinweis der Krankheit zu nutzen?

Solche Frageschemata wie die LEINE oder das SUCHEN können nichtdirektiv lenken und führen bei überschaubarem Zeitaufwand an einem roten Faden entlang zu einer vorläufigen Perspektive. Die Fragefolge regt den Patienten zwar gezielt an, engt ihn aber zu keinem Zeitpunkt ein und drängt ihn in keine Richtung. Sie erlaubt dem Patienten, ganz bei sich selbst zu bleiben beziehungsweise überhaupt erst einmal dort anzukommen. Wenn ein solches Gespräch mit einem Stress Release abgerundet wird, werden die angesprochenen Gedanken noch einmal gesichtet, geordnet und verankert.

*

Mit diesen Schlüsselelementen der Gesprächsführung können wir eine gute Zuarbeit zum Stress Release leisten und in sehr vielen Fällen werden solche Schlüssel die Türen zu veränderten Reaktionsweisen öffnen. Aber nicht jedem Therapeuten gelingt es von Anfang an, im Gespräch die entsprechenden Resonanzen anzuregen, und nicht jeder Patient ist in der Lage, auf diese Weise „mitzugehen". Und selbst wenn beide ihr Bestes tun, wird es immer wieder vorkommen, dass man auch trotz offener Fragen, Spiegelungen oder Frageschemata den Eindruck hat, im Trüben zu fischen. Nicht alles in unserem Seelenleben erschließt sich dem bewussten Nachdenken und Nachspüren; manchmal brauchen wir Impulse, die uns noch spezifischer auf die Spur helfen. An dieser Stelle kommt der Muskeltest ins Spiel.

Der Muskeltest – Brücke zum Unterbewusstsein

Welch ein Gewinn wäre es doch, wenn wir in der weichen „Materie" unseres Seelenlebens mehr konkrete Anhaltspunkte hätten! Denn wenn wir in unserem Verhalten, in unserem Erleben und unserem Beitrag zu Beziehungen etwas verändern wollen, müssen wir die Steuerungsmechanismen besser verstehen. Sonst bleibt nur die Wahl, entweder den inneren Automatismen zu folgen oder sie zu bekämpfen. Um unsere Reaktionsweisen umdirigieren zu können, ohne uns gewaltsam etwas überzustülpen, müssen wir ergründen, was unterhalb unserer Bewusstseinsschwelle maßgeblich auf sie einwirkt. Dazu brauchen wir eine verständliche Kommunikation mit dem Unterbewussten.

Der Muskeltest als neuer Mitspieler auf der Bühne seelischer Prozessbegleitung bietet genau dieses „Missing Link". Er schafft einen Kommunikationskanal zwischen Bewusstsein und unterbewussten Ebenen. Wir wollen ihn nutzen, um innerseelische Bezüge zu verdeutlichen und den Kern eines Problems herauszuschälen.

Sofern Sie noch nie mit dem Muskeltest zu tun hatten, sollten Sie an dieser Stelle überlegen, ob Sie zunächst weiter der Darstellung meiner Arbeitsweise folgen wollen und dabei das konkrete Verständnis des Testverfahrens zurückstellen oder ob Sie hier vorübergehend unterbrechen und sich erst einmal, unabhängig vom psychologischen Kontext, mit dem Muskeltest vertraut machen wollen.

Um den Fluss der Gedankengänge zur therapeutischen Systematik nicht zu stören, habe ich die „Grundlagen des Muskeltests" in den Anhang ausgelagert. Deshalb an dieser Stelle in aller Kürze nur die nötigsten Hinweise für ein erstes Grundverständnis:

Der Muskeltest

… macht sich zunutze, dass die menschliche Skelettmuskulatur sowohl vom willkürlichen wie auch vom autonomen Nervensystem gesteuert wird. Einerseits können wir diese Muskeln bewusst bewegen, andererseits unterliegen sie Einflüssen des Un(ter)bewussten. In akuten Stresssituationen wird die willentliche Bewegung kurz unterbrochen – diesen Verlust der Kontrolle über die Muskeln kennt jeder von der „Schrecksekunde". Im Rückschluss lässt ein solcher „Kontrollverlust" auf die unmittelbare Einwirkung von Stress schließen.

Beim Muskeltesten wird dieser Kontrollverlust durch eine „Halteprüfung" ermittelt: Die zu untersuchende Person hält einen Arm mit etwas Spannung ausgestreckt vor sich, der Untersucher belastet diesen Arm durch Drücken mit seiner Hand. Unter stressfreien Bedingungen bleibt die willkürliche Kontrolle erhalten und der Arm lässt sich trotz Druck leicht in der Ausgangsposition halten. Bei *Stress* (in unserer Arbeit bei Signalen seelischer Belastung) gibt der Arm dem Druck nach und lässt sich ohne Kraftaufwand nach unten drücken. (Mehr dazu im Anhang.)

Nachdem Sie nun eine Grundvorstellung vom Muskeltest haben, können wir uns der Frage zuwenden, *wie* dieser die gewünschten Verbindungen zwischen unserem Bewusstsein und unbewussten psychischen Anteilen konkret herstellen kann.

Glaubenssätze

Eine erste Anwendungsform des Muskeltests besteht darin, dass wir mit ihm *Aussagen* auf ihren individuellen Wahrheitsgehalt prüfen. Wir könnten also beispielsweise das in einer Therapiesitzung umkreiste Thema mit einer einzigen Aussage auf den Punkt bringen, um dann an der Reaktion des Arms beim Muskeltest abzulesen, wie das Unterbewusstsein des Patienten zu dieser Formulierung steht. Manchen Lesern dürfte solch eine komprimierte Aussage als „Glaubenssatz" geläufig sein und etliche Patienten kommen schon mit einem solchen Satz in die Praxis: „Ich brauche mehr Selbstbewusstsein." Oder: „Ich kann nicht nein sagen."

Wenn mir ein solcher Satz sozusagen auf dem Silbertablett präsentiert wird, nehme ich ihn in unserer Sitzung zum Ausgangspunkt für ein tiefer führendes Gespräch, das seine Hintergründe auslotet. Es dürfte nach allem, was bisher zum Thema Resonanz angesprochen wurde, offensichtlich sein, dass es wenig nützt, nur diesen Satz des Patienten aufzugreifen und ihn während des Stress Release wirken zu lassen. Schließlich ist eine solche Überzeugung nicht der Ausgangspunkt, sondern das *Ergebnis* eines vorausgegangenen Entwicklungsweges, dem wir erst noch auf die Spur kommen müssen.

Nachdem uns das *Gespräch* die Hintergründe erschlossen hat, ist es für den Patienten eine erstaunliche und bestärkende Erfahrung, seinen Glaubenssatz per Muskeltest zu prüfen und abschließend zu erleben, dass sein Unterbewusstsein begonnen hat, im Stress Release „seine Meinung zu ändern". So lasse ich, wo es sich anbietet, den Patienten vor und nach dem Stress Release jeweils den Satz aussprechen, der seine Überzeugung ausdrückt, und teste dann die Reaktion des Arms. Vorher etwa: „Ich habe Angst, nein zu sagen" – nachher: „Ich traue mich, nein zu sagen." Während dieser letzte Satz, der ja das Ziel der gemeinsamen Arbeit ausdrückt, *vor* dem Stress Release den Arm nachgeben lässt, dürfte er *danach* stark bleiben – sofern das Thema richtig erfasst wurde.

Eine solche Veränderung im Testergebnis empfinden Patienten in der Regel als sehr ermutigend; diesen positiv gewendeten Satz können sie mitnehmen und sich im Alltag immer wieder vergegenwärtigen.

Allerdings möchte ich dazu eine kleine Einschränkung machen: Nicht nur ich selbst, sondern auch Patienten hatten oftmals Probleme mit der Vorstellung, dass mit einer so kurzen Intervention in ihrem Unterbewusstsein plötzlich etwas radikal auf den Kopf gestellt worden sei. Wie sollte innerhalb weniger Minuten eine glaubhafte Kehrtwendung stattfinden von „Ich fühle mich allein und ungeliebt" zu „Ich gehöre dazu und fühle mich geliebt"?

Als ich solche Sitzungen an mir selbst erlebte, war ich sogar eher *entmutigt* als gestärkt, weil die positiv getestete neue Überzeugung und mein *gefühlter* Zustand immer noch weit auseinanderklafften, und Patienten haben mir Ähnliches berichtet: „Ich ruhe gelassen in mir selbst …? – Wenn ich es doch auch so *spüren* würde!" Zumal die alltägliche Erfahrung mit solchen Glaubenssätzen, die wegen der positiven Bestärkung auch gern als Affirmationen eingesetzt werden, belegt, dass das Ziel der Reise noch keineswegs erreicht ist. Im Stress Release wird zwar ein „neuronaler Trampelpfad" in die neue Richtung gebahnt, aber als stimmig und selbstverständlich wird diese Richtung im alltäglichen Leben erst dann erfahren, wenn die ersten Spuren im Gehirn „ausgebaut" worden sind.

Aufgrund dieser Erfahrungen habe ich mir angewöhnt, die Neuausrichtung so zu formulieren, dass sie selbst bei vorübergehenden Rückschritten nicht wie ein Hohn wirkt. Es erfordert ein wenig mehr Denkarbeit, zusammen mit dem Patienten eine Formulierung zu finden, die er als *realistische* Grundlage mit nach Hause nehmen kann, aber es lohnt sich, weil es die Glaubwürdigkeit erhöht. So könnten entsprechende Sätze zu unseren Beispielen lauten: „Es fällt mir zunehmend leichter, nein zu sagen." Oder: „Immer öfter fühle ich mich geliebt und dazugehörig." Oder: „Ruhe und Gelassenheit gewinnen in meinem Leben immer mehr Raum."

Treffende Worte

Manchmal ist es ein einzelnes Wort innerhalb eines Gesprächs mit Patienten, das überraschend ins Schwarze trifft. Was beim Einkreisen und Umschreiben noch vage blieb, scheint durch einen einzigen Ausdruck auf einmal „anzudocken", löst Betroffenheit aus oder setzt ganze Kaskaden von Assoziationen in Gang. Das muss durchaus kein dramatisches Wort sein – ein an sich harmloser Begriff kann völlig unerwartet eine solche Schleuse öffnen, und plötzlich sind wir genau da, wo wir eigentlich hin wollen, nämlich am Kern des Problems. Solche „Stich"-Worte, die das Richtige treffen, öffnen ein Verständnis, einen Zugang, der zuvor offenbar verstellt war.

Offenbar können wir von Glück sagen, wenn in einem Gespräch *zufällig* solch ein öffnendes Wort fällt. Wie wäre es, wenn wir dem Zufall *nachhelfen* könnten, durch ein System, das uns bei dieser Wortwahl leitet und uns sozusagen schon eine Angebotsauswahl vorlegt? Und noch weniger wären wir dem Zufall überlassen, wenn wir darüber hinaus ein Instrument in der Hand hätten, mit dem das Unterbewusstsein die *passenden* Schlüsselworte herausfiltert. Genau dazu dient der Muskeltest.

Wie er das macht, werden wir weiter unten sehen. Doch zunächst möchte ich mit Ihnen reflektieren, woher wir die Worte nehmen sollen, die wir dem Patienten beim Muskeltest zur Auswahl vorlegen. Denkbar wäre eine Art Stichwortregister, in dem Begriffe aufgelistet sind, die die Gefühlswelt des Menschen und damit verbundene Erfahrungen erfassen.

Die gute Nachricht: Solche „Kataloge" emotionaler Befindlichkeiten gibt es bereits! Einen von ihnen haben wir im Kapitel „Die Psyche in Resonanz bringen" angesprochen: Unser Körper, in dem sich ja alle Gefühle *ausdrücken*, spricht seine eigene Sprache – von flüchtigen Empfindungen („Da wird mir übel") bis zu manifesten psychosomatischen Erkrankungen. An die sprachliche Übersetzung körperlicher Reaktionen habe ich im vorigen Kapitel bereits erinnert (Angst sitzt im Nacken, das geht an die Nieren, das hat ihr das Herz gebrochen usw.).

Solche Metaphern jedoch sind noch recht komplex (ich mache mir Kopfzerbrechen, mein Kopf ist zu voll, ich laufe kopflos umher, man empfindet mich als verkopft, immer wieder will ich mit dem Kopf durch die Wand …) und es ist umständlich, sie in eine Systematik zu überführen, in die der Muskeltest „hineingreifen" kann. Ideal wäre eine handliche Auswahl von einfachen Stichworten, die per Muskeltest auf eine Stressreaktion geprüft werden könnten.

Eine derartige „Stichwortsammlung“, die körperliche Bezüge aufgreift, bietet die Traditionelle Chinesische Medizin (TCM) an: In ihrer Meridianlehre ordnet sie den einzelnen Meridianen bestimmte emotionale Themen zu. So hat jeder Meridian ein Leitthema, der Herzmeridian etwa das Thema „Liebe“, das differenziert werden kann in unterschiedliche Facetten wie Vergebung, Mitgefühl, aber auch Hass als Gegenpol.

Testlisten

Im Zuge der Entwicklung der Kinesiologie hat man solche Zuordnungen aufgenommen, ausgearbeitet und in übersichtlichen Listen systematisiert. Sie bieten eine überschaubare Zusammenstellung von Begriffen, die dem Unterbewusstsein vorgelegt und per Muskeltest auf Stress geprüft werden können.

Um Ihnen von der Art der Begriffe und ihrer Zuordnungen hier einen ersten Eindruck zu geben, liste ich einen Auszug davon auf – die vollständigen Listen, mit denen ich arbeite, finden Sie als Arbeitsmaterial im Anhang:

Triggerbegriffe für die mit den Meridianen assoziierten Emotionen

Herzmeridian: Liebe, Vergebung, Selbstwert …

Kreislauf-Sexus-Meridian: Freude, Großzügigkeit, Eifersucht …

Dreifacher-Erwärmer-Meridian: Zuversicht, unbefangen, Resignation …

Dünndarmmeridian: Lebensfreude, Anpassung, unbeachtet sein …

Magenmeridian: Einfühlungsvermögen, Enttäuschung, Entbehrung …

Milz-Pankreas-Meridian: (materielle) Sicherheit, Anerkennung, Geiz …

Lungenmeridian: Demut, Geringschätzung, Vorurteil …
Dickdarmmeridian: Schuld(gefühle), Zwang, Gleichgültigkeit …
Nierenmeridian: Partnerschaft, Zwiespalt, Zweifel …
Blasenmeridian: Vertrauen, Harmonie, Frustration …
Lebermeridian: Verwandlung, Wut, unglückselig …
Gallenmeridian: Nachsicht, Empörung, Ohnmacht …
Gouverneursgefäß: Männlichkeit, Verantwortung, Kontrolle …
Konzeptionsgefäß: Weiblichkeit, Empfänglichkeit, Hingabe …

Ein emotionaler Zugang über die Meridiane und somit letztlich über den Körper liegt natürlich besonders im Rahmen der Psychosomatik nahe, bleibt aber nicht auf sie beschränkt. Für diejenigen, denen dieser Zugang von ihrer Arbeitsweise her nicht entspricht, gibt es alternative Möglichkeiten: Ein anderes „Spektrum", das einen Zugang zu unserer Gefühlswelt und zu entsprechenden Triggerbegriffen öffnet, sind *Farben*. Auch Farben drücken die breite Palette menschlicher Emotionen und Erlebensweisen aus: „Blau ist die Treue, grün die Hoffnung" – das ist jedem geläufig. Und auch, dass Farben unterschiedliche Gefühle ansprechen oder auslösen: Rot wird oft als heiß oder aggressiv erlebt und Blau eher als beruhigend oder kühl.

Also lassen sich auch unter den einzelnen Farben differenzierte Aspekte zusammentragen und auflisten – Anregungen dazu habe ich ebenfalls in der Kinesiologie gefunden, teilweise habe ich sie aus Büchern zur Farbenlehre übernommen. (Dass sich viele emotionale Qualitäten aus dem „Farbenspektrum" mit den emotionalen Qualitäten der Meridiane decken, ist nicht überraschend, denn die TCM ordnet ihre Meridiane fünf Elementen zu, die wiederum mit Farben assoziiert sind.)

Triggerbegriffe für die mit Farben assoziierten Emotionen

Rot: Macht, Aggression, Aufmerksamkeit …

Blau: Vertrauen, Geborgenheit, unerreichbar …

Gelb: Offenheit, Freude, Gefühlsmangel …

Grün: Wachstum, Selbstvertrauen, Ausgleich …

Orange: Lebenslust, Sinnlichkeit, hemmungslos …

Violett: Mystik, Widerspruch, Ausgrenzung …

Diese Listen dienen dem Zweck, passende Schlüsselworte zu finden, die im therapeutischen Prozess weiterhelfen. Die Listen sollen also *dienen* und nicht *diktieren*, Sie sollten sie daher flexibel handhaben; Sie können sie als hilfreiche Vorgaben benutzen, aber Sie sind nicht fixiert auf die Sammlung, die Sie in einer bestimmten Ausbildung oder einem Lehrbuch kennengelernt haben. Es kann durchaus sein, dass Sie – wenn Sie mit übernommenen Listen arbeiten – das eine oder andere im Laufe der Zeit selbst modifizieren, weil Sie bestimmte Begriffe nur schwer ins Gespräch bringen können oder weil Ihnen ein wesentlicher Begriff Ihres Sprachgebrauchs fehlt.

So arbeitet eine mir bekannte Therapeutin äußerst erfolgreich mit „Astro-Emotionen“: Sie hat die menschlichen Erlebensweisen den Charakteristika der einzelnen Planeten und Häuser zugeordnet. Eine andere hat als Bach-Blütentherapeutin die Qualitäten der Blütenessenzen in Stichworte übertragen und auf diese Weise ihre individuelle Testliste zusammengestellt. Ebenso könnte man die Liste der mit Farben assoziierten Emotionen noch differenzierter gestalten: Eine Zeit lang habe ich mit Farbkärtchen in vielfältigen Mischfarben gearbeitet, die viele weitere emotionale Nuancierungen anboten.

Später habe ich die Auswahl der Farben wieder gestrafft, so, wie ich sie hier vorstelle, nicht zuletzt, weil eine weitere Liste meine Arbeit sehr spezifisch bereicherte, die in vielen Fällen überhaupt erst die entscheidenden Hinweise für die Entdeckung emotionaler Prägungserfahrungen brachte: Die Liste der „Lebensaspekte“, die ich aus verschiedensten Anregungen zusammengestellt habe, enthält insbesondere Begriffe persönlicher und sozialer Erlebensweisen, die über das Spektrum der reinen Gefühlswelt hinausgehen, aber maßgeblichen Einfluss darauf haben: Manipulation, Ironie, Kommunikation, ethische Werte und Ähnliches dürften sich schwerlich bestimmten Meridianen oder Farben zuordnen lassen.

Triggerbegriffe zu Lebensaspekten

Körper: Kraft, Sexualität, Entbehrung …

Persönlichkeit: Identität, Selbsterkenntnis, Würde …

Beziehung: Vertrauen (in andere), Kommunikation, Manipulation …

Soziale Gemeinschaft: Einordnung, Heimat, Autorität …

Ideelle Aspekte: Aufrichtigkeit, Maßstab, Heuchelei …

Sinnfragen: Sinnsuche, Dogma, Illusion …

*

Mit diesen Listen haben wir nun schon eine beachtliche Sammlung von Einzelbegriffen, die seelisches Erleben und zwischenmenschliche Erfahrungen ausdrücken. Darunter dürfte das eine oder andere Schlüsselwort sein, das unserem Patienten in Bezug auf sein Problemthema „etwas sagt", ihn auf eine passende Spur bringt oder sogar sehr konkrete Erinnerungen berührt.

Um dieses Schlüsselwort gezielt anzusprechen, das in seinem Unterbewusstsein etwas zum Klingen bringt, müssen wir dem Unterbewusstsein die Chance geben, sich dazu zu äußern. Hier kommt nun der Muskeltest ins Spiel: Er wird uns anzeigen, was das Unterbewusstsein des Patienten als „Stress" empfindet.

Der Muskeltest als Wegweiser

Damit ich vom roten Faden dieses Buches nicht mit umfangreichen Erklärungen abweichen muss, möchte ich im Folgenden voraussetzen, dass Sie sich mit dem Muskeltest schon ein wenig vertraut gemacht haben und seine Anwendungsweise zumindest theoretisch mitvollziehen können.

Wenn der Muskeltest zum Einsatz kommt, befinden wir uns an dem Punkt, dass wir im Gespräch das Thema des Patienten zwar eingekreist und erkundet haben, etwas Wesentliches zum Verständnis aber noch offen ist. Ganz praktisch sieht das Setting bei mir so aus, dass mein Patient schon während des Gesprächs auf dem bequemen, verstellbaren Behandlungssessel sitzt und ich selbst ihm mit etwas Abstand schräg gegenübersitze. Wenn ich nun den Muskeltest einbeziehen will, muss ich dieses Arrangement kaum verändern: Ich wechsle meinen Platz und setze mich jetzt an die Seite des Patienten. Das heißt, er selbst braucht seinen inneren Prozess nicht durch einen Wechsel von Platz oder Position zu unterbrechen. Da ich meine Patienten meist schon bei der ersten Begegnung mit dem Muskeltest als potenziellem Arbeitsinstrument bekannt gemacht habe, können wir nun zwanglos zum Testen übergehen, wobei wir weiterhin auf Augenhöhe und im Gesprächskontakt bleiben.

Ich „stimme" das Muskelsystem des Patienten ein (oder „eiche" es) durch ein Ja (= Arm wird gehalten) und ein Nein (= Arm wird schwach). Danach berühre ich mit der freien Hand seine Stirnbeinhöcker und prüfe das Halten des Arms erneut. Fast ausnahmslos wird er zu diesem Zeitpunkt, das heißt, mitten in der Bearbeitung des Themas, *nachgeben* und damit signalisieren, dass der Patient sich in einer emotionalen Anspannung befindet. (Falls der Muskel *nicht* nachgibt, hat vermutlich das *Gespräch* auch ohne Stress Release schon ausgereicht, um die „neuronalen Weichen" neu zu stellen.)

Dann beginne ich mit einem kurzen Muskeltestdialog, etwa so: „Zur Vertiefung und Lösung des anstehenden Anliegens benötigen wir die Unterstützung von Triggerbegriffen." – Test. – Falls die Muskelreaktion dies verneint, spricht es dafür, dass wir schon allein durch das Gespräch dem Gehirn genügend Anregungen gegeben haben, sodass wir unmittelbar das Stress Release anschließen können; vielleicht müssen wir vorher nur noch das Arbeitsziel durch einen Glaubenssatz auf den Punkt bringen.

Wenn der Test uns aber auffordert, Triggerbegriffe zu suchen, definieren wir als nächsten Schritt einen Filter für die Begriffe. Wir wollen durch sie tiefer und konkreter in das Verständnis geführt werden, brauchen also nur solche Begriffe, die tatsächlich *zielführend* sind. Uns interessiert nicht jeder beliebige Stress des Patienten (wie die Fünf des Sohnes in der Mathearbeit oder eine Beule im Auto), sondern nur solche Faktoren, die zum anliegenden Thema gehören. Demnach würde es keinen Sinn ergeben, *sämtliche* Begriffe der verschiedenen Listen *allgemein* auf Stress zu prüfen, zumal viele der Begriffe *grundsätzlich* unangenehme Assoziationen auslösen und daher über den Muskeltest Stress signalisieren dürften (etwa „Streit", „Ekel" oder „Schrecken"), uns aber beim Thema der Therapiesitzung nicht weiterbringen.

Hier kommt also die Fähigkeit zur idiomotorischen „Programmwahl" beim Muskeltest zum Zuge, wie ich sie in den „Grundlagen des Muskeltests" im Zusammenhang mit dem Rastertest vorgestellt habe. Das heißt, wir bestimmen den *Filter*, mit dem der Muskeltest alle im Folgenden genannten Begriffe selektieren soll. Eine solche Vorgabe könnte beispielsweise lauten: „Wir suchen Begriffe, die uns beim anstehenden Thema den eigentlichen Konflikt verdeutlichen (oder: die den grundlegenden Stress ausdrücken, die zur primären Störung weisen oder Ähnliches) – der Arm gibt bei den relevanten Begriffen nach." Damit lenken wir das Unterbewusstsein auf die gewünschte Spurensuche.

Um ökonomisch vorzugehen, benenne ich zu Beginn zunächst die *Oberbegriffe* innerhalb der jeweiligen Liste, also entweder die einzelnen Meridiane (– statt der Benennung können hier auch die *Alarmpunkte* der Meridiane berührt werden, die Sie im Anhang finden) oder die Farben (die zum Beispiel auch über das Anschauen von Farbkärtchen getestet werden können: Arm gibt nach bei der Farbe, bei der Stressbegriffe zu finden sind) oder die Lebensaspekte. Gibt der Arm beispielsweise nach beim Herzmeridian, bei der Farbe Blau und beim Lebensaspekt „Beziehung", dann werden nacheinander die einzelnen Begriffe nur aus diesen „Unterordnern" vorgelesen und per Muskeltest auf Stressresonanz geprüft.

Im Sinne unserer vorgegebenen Intention, das Problem des Patienten tiefer zu ergründen, wird uns der Test dann eine überschaubare Anzahl von Begriffen herausfiltern. Er wird nicht *alles* anzeigen, was irgendwie zum Thema passt und die Situation beschreibt, sondern nur das, was das eigentliche Anliegen des Patienten verstehen hilft, auf den Punkt bringt, klärt.

Nehmen wir ein Beispiel, um den konkreten Ablauf vorzustellen:

Schlüsselworte

Marika S. ist Ende dreißig. Sie kommt zum dritten Mal zu mir in die Praxis und sucht Hilfe, weil sie seit einigen Wochen unter unerklärlichen Angstattacken leidet, ständig weinen muss und sich nicht in der Lage sieht, ihr sonst sehr eigenständiges Leben angemessen weiterzuführen.

Bei der ersten Begegnung sprechen wir über das, was sie aktuell bewegt, und in groben Zügen auch darüber, was sonst ihren Alltag ausmacht. Wir führen ein typisches „LEINE"-Gespräch, für das wir uns gut eine Stunde Zeit lassen können, um alles Nötige zu vertiefen. Ganz entscheidend ist, dass wir zusammentragen, was sie in der aktuellen Krise unterstützen könnte („Ermutigung"). Wir beenden die Sitzung selbstverständlich mit einem Stress Release und Frau S. geht recht zuversichtlich nach Hause.

Bei der zweiten Begegnung ist Marika S. ruhiger und klarer und damit in der Lage, mit etwas Distanz einen Blick auf ihre Gesamtsituation zu werfen. Sie erkennt ihre mangelnde Selbstfürsorge in einem anspruchsvollen und aufreibenden Berufsfeld als Abteilungsleiterin einer großen Versicherung und wir suchen gemeinsam nach „Oasen", in denen sie in nächster Zeit Ruhe, Regeneration und Besinnung finden kann.

Bei unserer dritten Sitzung ist sie noch besser „sortiert". Inzwischen ist ihr deutlich geworden, dass die „Oasen" Voraussetzung sind, um „zu sich zu kommen". Sie spricht jetzt von mangelndem Selbstbewusstsein im Sinne eines fehlenden Selbstwertgefühls. Obwohl sie gute Arbeit leistet und eine beliebte Vorgesetzte ist, fühlt sie sich ständig unzulänglich und „irgendwie den Aufgaben nicht gewachsen". Von unserer Arbeit erhofft sie sich, mehr Sicherheit in ihren beruflichen Aufgaben zu entwickeln.

Da unser Gespräch aber irgendwie nicht recht weiterzuführen scheint und ich das vage Empfinden habe, dass wir am Kern vorbeireden, biete ich den Muskeltest an. Mit einer Vorgabe, wie ich sie oben formuliert habe, teste ich als Erstes die „Meridian-Emotionen". Ich nenne jeweils den entsprechenden Meridian und prüfe danach die Haltereaktion des Arms. Beim Nierenmeridian gibt der Arm nach.

Dann verlese ich die einzelnen Begriffe, die diesem Meridian zugeordnet sind, und prüfe jeweils die Muskelreaktion. Hier kann der Arm bei „Zwiespalt" nicht gehalten werden. „Was verbinden Sie mit diesem Begriff des Zwiespalts? Was hat er mit Ihrem Leben zu tun, wo gibt es da Zwiespältiges?" – „Ich weiß nicht recht … Nee, dazu kann ich gerade nichts sagen. Aber irgendwie macht mich das Wort betroffen."

Wir setzen den Test fort: Von den Farben spricht keine an, sodass wir zu den „Lebensaspekten" übergehen. Hier gibt der Arm bei den Oberbegriffen „Beziehung" und „ideelle Aspekte" nach. In diesen Rubriken schließlich gehen die Begriffe „ernst nehmen" und „Maßstab" in Resonanz.

Wir verweilen bei diesen Begriffen, Marika S. spürt ihnen nach, und allmählich klären sich im Gespräch darüber die Konturen. Auf die Frage, wer oder was denn in ihrem Leben, vor allem im Beruf, Maßstäbe setzt, beginnt sie plötzlich zu weinen. „Eigentlich wollte ich nie zur Versicherung gehen, ich wäre viel lieber Erzieherin oder Kinderkrankenschwester geworden, aber das fanden meine Eltern nicht anspruchsvoll genug – oh ja, damit haben sie mich niemals ernst genommen!

Das ist ja unglaublich … Und nun passt auch der Zwiespalt: Ich mache eine Aufgabe, die mir so gar nicht entspricht, und ich versuche da, mein Bestes zu geben, fühle mich aber immer ‚fehl am Platz'. Ich dachte immer, ich bin da ‚falsch', weil ich nicht gut genug bin – aber ich bin da falsch, weil es nicht meinem Wesen entspricht!"

Diese Erkenntnis, die sich beim Stress Release noch ordnen darf, erleichtert Frau S. ungemein – stellt sie aber auch vor die Frage, wie es nun weitergehen soll. Wir haben auf dem Weg zu einer Neuorientierung in ihrem Leben noch einiges zu tun, aber eine entscheidende Weiche, nämlich die zu einem gesünderen Selbstgefühl, ist mit diesem Gespräch gestellt – beziehungsweise durch die Triggerbegriffe beim Muskeltesten überhaupt erst erkannt worden.

Die Schlüsselworte, die der Muskeltest angezeigt hatte, haben Marika S. einen entscheidenden Impuls gegeben, den Blick neu auszurichten. Eine solche Blickwendung wird jedoch erst möglich, wenn die ausgetesteten Triggerbegriffe dem zunächst formulierten Anliegen nicht *unter*geordnet, sondern eher *über*geordnet verstanden werden. Indem wir uns von Frau S.' bisheriger Vorstellung lösten („Ich möchte im Beruf selbstbewusster werden") und gerade den „unerklärlichen" Begriff (Zwiespalt) zu verstehen versuchten, öffnete sich eine neue Sichtmöglichkeit („Wenn ich mir meiner selbst wirklich bewusst werde, muss ich feststellen, dass ich im falschen Beruf bin"). Marika S. fühlte sich durch diese Sitzung ermutigt, sich insgesamt zwei Jahre Zeit zu nehmen, in denen sie ihren beruflichen Herzenswunsch *ernst nehmen* und konkret nach Alternativen Ausschau halten wollte. Ich durfte sie an entsprechenden Knotenpunkten weiterhin begleiten. Im Laufe der zwei Jahre ergaben sich insgesamt sechs Gespräche, davon schlossen wir vier mit einem Stress Release ab und einmal nahmen wir noch den Muskeltest zu Hilfe …

Wonach suchen wir?

Wenn uns der Muskeltest Triggerbegriffe anbietet, stellt sich die Frage, welche Art von Assoziationen uns weiterführt. Für die Meisten liegt es nahe, die Begriffe mit *Ereignissen* zu verbinden, zumal Ereignisse und Gefühle eng miteinander verknüpft sind. („Richtig glücklich war ich, als mein Mann plötzlich mit Rosen vor der Tür stand." – „Ganz verzweifelt war ich, als meine Freundin sich von mir trennte.") So liegt es nahe, solche Bezüge auch in therapeutischen Prozessen herzustellen oder zu suchen, vor allem in rückwärts blickenden Therapieformen wie Psychoanalyse und Tiefenpsychologie, aber auch in alternativen Verfahren wie Familienaufstellungen. Das gilt dann ebenso für die Kinesiologie beziehungsweise die Zuordnung der getesteten Begriffe, auch hier werden oft konkrete Erinnerungen in Verbindung mit *Ereignissen* wachgerufen. In Ausnahmefällen kann das durchaus einmal sinnvoll sein (wie im nachfolgenden Beispiel) – in der Regel müssen wir aber über Einzelereignisse hinausschauen, wie wir noch sehen werden.

Angstattacken

Sybille M. suchte mich auf, weil sie von der Angst gepeinigt wurde, dass sie ihre kleine Enkelin fallen lassen oder ihr sonst irgendwie Schaden zufügen könnte. Begonnen hatte diese Angst, als die Kleine tatsächlich einmal von einer Schaukel gefallen war, allerdings ohne sich zu verletzen.

Da Frau M. keinerlei Bezug zu ihrem sonstigen Leben sah, nahmen wir schon in der ersten Begegnung den Muskeltest zu Hilfe. Er führte uns zu den Begriffen „Überforderung" und „gewissenlos", und bei der Zuordnung zu einem Lebensalter (die ich am Ende dieses Kapitels vorstelle) gelangten wir ins fünfte Lebensjahr. Sofort fiel ihr eine Begebenheit aus dieser Zeit ein: Ihre Tante hatte versucht, sich durch Aufschneiden der Pulsadern das Leben zu nehmen, wurde aber rechtzeitig gefunden. Als die Tante wieder aus dem Krankenhaus entlassen war, musste die kleine Sybille bei ihr in der Wohnung – das heißt auch: in ihrem Bett – schlafen, um sie „vor weiteren Dummheiten zu bewahren“ (– so wurde ihr später gesagt). Frau M. spürte bei dieser Erinnerung hilflose Panik in sich aufsteigen – „dasselbe Gefühl, wie ich es mit meiner Enkelin erlebe!“

Wir machten ein Stress Release. Drei Wochen später rief sie mich an und berichtete erleichtert, dass die Angst wie weggeblasen sei.

Gut ein Jahr später sah ich Sybille M. wieder. Ganz aktuell hatten sie wieder Ängste eingeholt, und zwar um das noch ungeborene zweite Enkelkind. Im Gespräch wurde ihr klar, dass gerade die Beziehungen zu den Enkeln bei ihr immer wieder Erinnerungen an die eigene Kindheit wachriefen. Die weitere Begleitung machte sich dann nicht mehr an einzelnen Ereignissen dieser Zeit fest, sondern unterstützte ihren Prozess durch das Erkennen grundsätzlicher Reaktionsmuster und deren Veränderung.

Im Fall von Marika S. oder Sybille M. käme man allerdings eher auf eine falsche Spur, wenn der tiefere Zusammenhang nicht erkannt würde, sondern die Einzelbegebenheiten selbst im Zentrum der Betrachtung stünden. Denn unser menschliches Erfahrungsspektrum ist nicht die Summe von Millionen Momentaufnahmen, sondern ein Extrakt an Verarbeitungsweisen und Rückschlüssen, ein stetiges *Lernen aus dem*, was uns widerfährt.

In diesem Sinne prägen Kontinuität und Wiederholung selbst geringfügiger Einflüsse das Leben viel maßgeblicher, als es – von Ausnahmen abgesehen – einzelne Ereignisse vermögen.

Selbstbild: „Cooler" Typ

Im Jahr 2012 bat mich ein deutscher Student um Hilfe, der auf einer Japanreise im Jahr zuvor von dem verheerenden Erdbeben bei Fukushima überrascht worden war. Sein Anliegen war, „das Trauma zu verarbeiten", weil ihn dieses Ereignis total aus der Bahn geworfen habe. Die am Ende heilsame Blickänderung galt jedoch nicht dem Schrecken dieses Erlebnisses, sondern der Bereitschaft, sich selbst Emotionen zuzugestehen, die nicht in sein „cooles" Selbstbild passten. Es ging also nicht um die Folgen des einmaligen „Schocks", sondern einer grundlegenden alten Prägung, die keine Emotionen oder Schwäche zuließ. Sein größeres Entsetzen hatte seiner eigenen Reaktion gegolten und nicht der Katastrophe!

Diese kleine Begebenheit steht für *zwei* der oben angesprochenen Aspekte gleichzeitig: Erstens war nicht das Ereignis, sondern dessen *Verarbeitung* zu betrachten und zweitens mussten wir auch hier über den eigentlichen Konsultationsanlass hinausschauen.

Wie sehr offenbar gerade die Arbeit mit dem Muskeltest zur Suche nach *Ereignissen* verführt, wurde mir besonders im Zuge unserer Ausbildungen bewusst. In Supervisionsgruppen brachten Therapeuten immer wieder als Problem vor, dass die Prozesse ihrer Patienten stagnierten und dass sie als Ursache vermuteten, noch nicht bis zu dem entscheidenden *Ereignis* (!) im Leben des Patienten vorgedrungen zu sein. („Wir kamen beim Test ins fünfte Lebensjahr, aber die Patientin erinnert sich da an nichts Besonderes.") Nun erhofften sie von der Gruppenarbeit Hinweise, wie sie dem endlich auf die Spur kommen konnten.

Muster statt Ereignis

Meine Antwort beziehungsweise ihre gewünschte Entlastung sah jedoch anders aus als erwartet:

Wer als Therapeut in dem Missverständnis prägender *Einzelereignisse* feststeckt, macht sich (und den Patienten) das Leben schwer, denn es ist anstrengend und wenig nachhaltig, ständig neue Erinnerungen auszugraben und hinter mangelndem Fortschritt stets weitere „Leichen im Keller" zu vermuten. Wesentlich leichter und „wesentlicher" wird es, wenn wir den Ereignissen ihren richtigen Platz zuweisen – sie können als typisches *Bild* für eine weiter gefasste *Erfahrung* stehen – und in *Ausnahmefällen* können sie selbst zu einer Erklärung für eine spezifische psychische (oder psychosomatische) Reaktion werden.

Die konkrete Ereignissuche ist also eher selten die ideale therapeutische Hilfe. Und ganz ähnlich verhält es sich mit der Zuordnung zu *Personen* aus dem Umfeld des Patienten: Während ich anfangs mit dem Muskeltest noch danach geforscht hatte, *wer* an einer bestimmten Erfahrung beteiligt war, habe ich mich davon im Laufe der Jahre etwas distanziert. Die meisten Patienten wollen ohnehin nicht ihren Angehörigen die Schuld an ihren Problemen zuweisen – was durch die Benennung von Personen jedoch leicht geschehen kann. Abgesehen davon ist sie zum Verständnis von *Verhaltensmustern* nicht unbedingt nötig. Wo immer es um chronische psychosomatische oder seelische Erkrankungen geht, um Depressionen, Ängste, Konflikte, Beziehungsstörungen, Lebenskrisen und andere Nöte, werden die zentralen Knoten eher gelöst durch das Verständnis von *Zusammenhängen* (an denen natürlich Ereignisse und Personen *beteiligt* sind), wie sie sich in emotionalen *Reaktionsmustern* abzeichnen.

Gestörte emotionale Reaktionsmuster, die als persönliche Strategie zum emotionalen Überleben entwickelt werden, lassen sich wiederum noch besser verstehen (und verändern), wenn schließlich doch ein Bogen in die Vergangenheit geschlagen wird – aber nicht auf der Suche nach speziellen *Ereignissen* oder *Personen*, sondern in der Kenntnis *prägender Erfahrungen* und dafür besonders empfänglicher Zeiten in der Persönlichkeitsentwicklung eines Menschen.

Auf solche prägenden Phasen werden wir im nächsten Kapitel eingehen. Zunächst aber lassen Sie uns zur Vervollständigung des Testablaufs noch anschauen, wie uns *hier* der Muskeltest nützlich sein kann.

Zeitliche Zuordnung

Wenn wir davon ausgehen, dass in bestimmten Kindheitsphasen typische Reaktionsmuster erlernt werden, die sich, sofern sie nicht *bewusst* verändert werden, automatisch durch das ganze weitere Leben fortsetzen, dann müsste das im Umkehrschluss heißen: Indem wir die Zeit kennen, in der eine Prägung ihren Anfang genommen hat, können wir daraus herleiten, *welche Art von Erfahrung* zu dieser Zeit wahrscheinlich war. Das jeweilige Lebensalter gibt demnach Hinweise auf psychosoziale Erfahrungen, wie sie für diese Entwicklungsphase typisch sind. Solche prägenden Anfänge zu erkennen lässt uns deren Auswirkungen besser nachvollziehen und damit die notwendigen Veränderungsschritte im Erwachsenenalter effektiver begleiten. (Auch darauf gehe ich im nächsten Kapitel näher ein.) Damit liegt es nahe, auch *ohne* Vermutung konkreter Ereignisse dem jeweiligen persönlichen Reaktionsmuster eine Entstehungszeit zuzuordnen.

Wenn also nach dem allgemeinen Gespräch über das Thema des Patienten die emotionalen Stressoren per Muskeltest gesammelt und durch Nachspüren in ein möglichst verständliches Bild eingefügt worden sind, könnte der Muskeltest durch Herstellen eines zeitlichen Bezugs das Gesamtbild abrunden. Oder falls sich die inneren Zusammenhänge allein durch die Triggerbegriffe noch nicht recht erschließen wollen, wird manchmal auch erst durch die zeitliche Zuordnung der Erfahrungshintergrund deutlich.

Zum Zeitnachweis machen „Listen“ wenig Sinn, aber gern gebe ich als Anregung das Testschema weiter, nach dem ich in meiner Praxis verfahre:

Meine Vorgabe im Sinne des Rastertests lautet (wie schon zuvor beim Durchsuchen der Stressorlisten), dass der Muskel *nachgibt* bei *denjenigen* Zeitangaben, die uns zur ursprünglichen Entstehung des aktuellen inneren Konfliktes führen. Dann benenne ich verschiedene Zeiten. Zunächst prüfe ich die Haltereaktion auf die Stichworte …

- „Gegenwart“
- „Zukunft“
- „Vergangenheit“

Diese grobe Einteilung weist die Richtung für die aktuelle Bearbeitung. Es kann durchaus sein, dass ein Konflikt seine Wurzeln zwar in alten Prägungen (also in der Vergangenheit) hat, dass aber zunächst die Verzweiflung beim Blick nach vorn überwiegt. Wer gerade in eine Ehekrise gestürzt ist, weil er den Arbeitsplatz verloren hat und die Raten fürs gemeinsame Haus nicht bezahlen kann, dem nützt in diesem Moment kaum das Erforschen der Kindheit danach, an welcher Stelle er die Zuversicht verloren hat; in einem solchen Fall könnte der Muskel eher beim Stichwort „Zukunft“ nachgeben.

Dennoch wird „Zukunft“ in meiner Praxis eher selten angezeigt (und „Gegenwart“ so gut wie nie). Für den Fall, dass jemand wirklich völlig aufgelöst vor dem Chaos steht, beziehe ich ohnehin gar nicht erst den Muskeltest ein. Dann ist meistens mehr geholfen durch ein „LEINE-Gespräch“, das zu konkreten Hilfsmaßnahmen überleitet, sowie durch ein ordnendes Stress Release.

Wenn eine Störung in der *Vergangenheit* signalisiert wird, muss weiter differenziert werden. Dazu benenne ich – „rückwärts“ gehend – Zeiten aus dem Leben des Patienten und teste nach jeder Benennung den Arm:

- Lebensalter höher als 20 Jahre (natürlich nur bei Menschen, die mindestens 21 Jahre alt sind)
- Lebensalter 10 bis 20
- Lebensalter 6 bis 10
- Lebensalter bis 5 Jahre

Der 10- oder 5-Jahres-Abschnitt, in den wir geführt werden, wird dann noch einmal weiter unterteilt, was insbesondere für die ersten fünf Lebensjahre relevant ist, in denen in kurzen Zeiträumen viele Entwicklungsschritte dicht aufeinanderfolgen. Also:

- 6. Lebensjahr
- 5. Lebensjahr
- 4. Lebensjahr
- 3. Lebensjahr
- 2. Lebensjahr
- 1. Lebensjahr
- Geburt
- Vor der Geburt

Wenn der Arm beim 4. Lebensjahr nachgibt, war der Patient demnach 3 Jahre alt, als die betreffende Erfahrung ihren Ursprung genommen hat, und wenn er beim 6. Lebensjahr abschaltet, müssen wir über das Alter von 5 Jahren nachdenken.

Wenngleich wir uns von hier an zunehmend auf das Thema frühkindlicher Prägungen zubewegen, darf nicht unerwähnt bleiben, dass das Unterbewusstsein des Patienten über den Muskeltest auch auf andere Zeiten als die frühe Kindheit verweisen kann (– sonst würde sich ja erübrigen, spätere Lebensalter im Test überhaupt zu benennen): Es mag sein, dass die eine oder andere unverarbeitete Erfahrung aus späteren Jahren ihn dermaßen gefangen nimmt, dass sie den Blick in tiefere Zusammenhänge noch verstellt. Wenn jemand mit 25 Jahren unerwartet enterbt, mit 32 Jahren aus der Firma gemobbt oder mit 46 vom Ehepartner betrogen worden ist und diese Verletzungen unbewusst weiterschwelen, dann wird der Muskeltest dort durch entsprechende Zeitzuordnung auf Unerledigtes aufmerksam machen. Doch die letztlich grundlegenden Veränderungen werden in der therapeutischen Begleitung angestoßen, indem der Patient zu verstehen beginnt, durch welche *frühen* Erfahrungen er geprägt worden ist und welche Reaktionsweisen bzw. „Strategien" er darunter entwickelt hat. *Entscheidend* für das Entstehen von Reaktionsmustern ist dabei die Wechselwirkung von Umwelt und Innenwelt des Kindes, von Außeneinflüssen und Verarbeitungsmöglichkeiten.

Die äußeren *Einflüsse* erfahren wir aus der persönlichen Geschichte: Wie waren zu der Zeit, die der Muskeltest anzeigt, die Lebensumstände? Wer gehörte zum Kreis der Bezugspersonen? Wie werden Atmosphäre, Umgang und Beziehungen erinnert? Welche besonderen Ereignisse sind zu berücksichtigen (Geburt eines Geschwisterkindes, Umzug, Trennung der Eltern, Tod eines Angehörigen …)?

Um aber die *Auswirkungen* (= Reaktionsmuster) zu verstehen, von deren Problematik die therapeutische Begleitung ja ihren Ausgang nimmt, brauchen wir Kenntnisse zur psychischen Entwicklung des Kindes und der jeweiligen *Empfänglichkeit* für bestimmte Erfahrungen. Von der Kenntnis dieses Hintergrundes lebt so mancher Erfolg des Stress Release. Denn die Weichen, die in den ersten Lebensjahren gestellt werden, lassen den „Zug des Lebens" oft genug Ziele ansteuern, die meilenweit vom eigentlichen Wesen und Potenzial des Menschen entfernt sind, und therapeutische Aufgabe ist es dann, ihn unverstellt (wieder) *zu sich* finden zu lassen. Um das Eigene jedoch erkennen und von Fremdeinflüssen unterscheiden zu können, braucht man notwendigerweise ein gutes Gespür für sich selbst, und das ist in sehr vielen Lebensgeschichten abhandengekommen.

Lassen Sie uns diese erste Lebensphase deshalb etwas genauer anschauen (soweit es unserem Hinarbeiten auf ein nachhaltiges Stress Release dienlich ist).

Selbstwertgefühl und Selbstgefühl – Kindliche Prägungen

Zwei Grunderfahrungen sind im Leben eines Menschen – und ganz besonders in seinen ersten Lebensjahren – wesentlich: Durch die Beziehung zu nahestehenden Mitmenschen entwickelt er einerseits Selbst*wert*gefühl, andererseits *Selbst*gefühl (= ein Gefühl für sich selbst und seine eigenen Wahrnehmungen). Beides ist, besonders in jungen Jahren, abhängig davon, wie der Mensch von seinen Bezugspersonen „gespiegelt“ wird. (Der jüdische Philosoph Martin Buber bringt es auf die Essenz: „Das Ich *wird* am Du.“) Dabei wird Selbst*wert*gefühl aufgebaut, indem ein Kind erfährt, dass es willkommen ist. *Selbst*gefühl hingegen entsteht, indem die Bezugspersonen auf das Kind eingehen, es *in seiner Wesenhaftigkeit und Individualität* erkennen wollen, ernst nehmen und fördern. Beide Aspekte – das Willkommenheißen und die Bereitschaft zum Erkennen – sind notwendig, um dem Kind Sicherheit und Geborgenheit zu vermitteln; beides ist nur in ungeteilter Form Ausdruck von *Liebe.*

Dass lebendige Beziehung beziehungsweise Liebe ein existenzielles Element der Natur und ist nicht mit reiner „Versorgung“ gleichzusetzen, haben längst die Beobachtungen an hospitalisierten Kindern gezeigt, die sicherlich ausreichend zu essen erhielten und die Windeln gewechselt bekamen. Und Experimente wie die Versuche mit Rhesusäffchen belegen, dass die Liebe nicht nur für den Menschen lebensnotwendig ist:

Affenmütter …

Der amerikanische Verhaltensforscher Harry Harlow zog neugeborene Rhesusaffen unter verschiedenen Bedingungen auf. Die eine Gruppe kam in einen Käfig, in dem eine mit Fell überzogene künstliche „Mutter" saß; die zweite wuchs in einem Käfig auf, der nur eine „Mutter" aus Draht beherbergte. Der Fütterungsmodus war für beide Versuchsgruppen gleich. Die Äffchen bekamen alles, was sie brauchten – außer liebender Zuwendung.

Die Äffchen der Gruppe mit der künstlichen „Fellmutter" wuchsen zwar auf, waren aber im Vergleich zu Äffchen mit einer lebenden Mutter überdurchschnittlich häufig krank und konnten als erwachsene Affen keinen eigenen Nachwuchs großziehen. (Die Jungen wurden vernachlässigt oder sogar getötet.) Von den Äffchen der zweiten Gruppe (mit der „Drahtmutter") erreichte *keines* das vermehrungsfähige Alter …

(Nach Harlow, H. F. und M. K.: *Social Deprivation in Monkeys*, in: *Scientific America* 207, 1962)

Wird dem Menschenkind Liebe (oder einer ihrer Anteile) vorenthalten, entwickelt es seelische Störungen in dem Sinne, dass es sich entweder „nicht willkommen" oder „nicht verstanden" fühlt (oder beides). Das Kind hat Bedürfnisse und Gefühle und ist darauf angewiesen, dass diese von seiner Umwelt adäquat beantwortet werden. Oft genug aber gehen die Reaktionen der Bezugspersonen am eigentlichen Wesen des Kindes vorbei, sodass es im Spiegel der anderen ein verzerrtes Bild von sich selbst sieht und übernimmt. Da diese anderen seine einzigen Bezugspersonen sind und es wegen seiner völligen Abhängigkeit keine Alternativen kennt, gerät das Kind in Zweifel: Es beginnt, seinen eigenen Wahrnehmungen zu misstrauen, und hält sich irgendwie für „falsch", denn die „Großen" sind ihm voraus und überlegen und müssen es dementsprechend ja besser wissen … Damit verliert das Kind zunehmend das Gespür für sich selbst, oft mit der fatalen Folge, als Erwachsener in einem von ihm selbst entfremdeten Leben zu landen.

Liebe und daraus resultierende Beziehungsqualitäten sind also Lebensgrundlage für gesundes seelisches Gedeihen. Ohne philosophisch auszuufern, muss ich deshalb noch ein wenig auf das Verständnis von Liebe eingehen.

Wie oben schon angedeutet, hat die „Münze" der Liebe zwei Seiten, die untrennbar zusammengehören: das *Willkommenheißen* und die *Erkenntnisbereitschaft*. Während Liebe sich mit dem *Willkommenheißen* geradezu automatisch assoziieren lässt, das ja unmittelbar mit Bejahung, Zuneigung und erbaulichen Gefühlen einhergeht, verstand sich für mich die andere Seite, die Erkenntnisbereitschaft, nicht gleich von selbst. Erst als ich durch ein Gespräch darauf aufmerksam wurde, dass etwa in der Bibel das Wort „Lieben" zugleich auch „Erkennen" bedeutet (und auch in dieser Weise übersetzt wird, bis hin zur geschlechtlichen Liebe: „Er erkannte seine Frau und sie wurde schwanger …"), habe ich angefangen, darüber nachzudenken. Dabei ist es bei näherem Hinschauen doch geradezu selbstverständlich:

Selbst wenn ich „nur" ein Haustier liebe, muss ich es *verstehen* lernen (= *erkennen*). Wenn das Wesen nur meinem eigenen Vergnügen dienen soll, zum Kuscheln oder Spielen, wird man das kaum als Liebe bezeichnen, sondern eher als Selbstsucht. Um ihm in seinen Eigenarten und Bedürfnissen gerecht zu werden, wende ich mich ihm also zu, gehe darauf ein, erkunde es und werde mich in vertretbarem Umfang danach richten. Um wie viel mehr muss eine solche Bereitschaft und Hinwendung also für die Wesen gelten, die uns am nächsten stehen – unsere eigenen Kinder! Zumal in deren Lebensverlauf so vieles davon abhängt, wie sie diese Art der *erkennenden Liebe* erfahren …

Doch in wie vielen „Liebesbeziehungen" – zwischen Paaren ebenso wie zwischen Eltern und Kindern – gibt es zwar zunächst ein unbedingtes „Willkommen", aber immer mehr verbunden mit der

Projektion eigener Wünsche und Vorstellungen, die den anderen nicht „sehen“, sondern etwas in ihn *hinein*sehen. Die Entfaltung eines Kindes, das sich noch nicht wie ein erwachsener Partner zur Wehr setzen kann, wird jedoch behindert, wenn Eltern in ihrer „Liebe“ sein Wesen, seine Potenziale und seine Schwächen gar nicht ergründen wollen oder es in seinem Sosein sogar ablehnen. „Du bist mir willkommen – aber nur dann, wenn du in meine Erwartungen passt“ – das ist eine Erfahrung, die auch in Beziehungen mit gefühlter Zuneigung keine Ausnahme ist. Das Einlassen auf den anderen dagegen erleben Menschen eher selten.

Um sich in den Beziehungen, auf die das Kind existenziell angewiesen ist, irgendwie zu arrangieren und erlittene Defizite auszugleichen, entwickelt es unbewusst Verhaltensstrategien und Kompensationsmechanismen. Deren beide Hauptlinien führen zur Selbst*über*schätzung oder Selbst*unter*schätzung, wobei sich durchaus *beide* Aspekte innerhalb einer Person wiederfinden können. Selbst*über*schätzung zieht den Rückschluss: „Wenn ich mich nur genug anstrenge, dann werde ich die nötige Liebe (Anerkennung) meiner Eltern (Mitmenschen) bekommen“ – mit der Folge von perfektionistischem Anspruch an sich selbst, mit überfordernder Leistung und andauernder Getriebenheit. Selbst*unter*schätzung führt in Reaktionen der Minderwertigkeit und Hilflosigkeit, angefangen von „Ich kann das eh nicht“ bis zur Entwicklung von Störungen, Krankheiten oder Verhaltensauffälligkeiten, die eine Hinwendung der Mitmenschen „erzwingen“. Die Selbst*unter*schätzer sind die Ersten, die wegen ihrer Bedürftigkeit in eine therapeutische Praxis finden, während die Selbst*über*schätzer den Kampf meist so lange mit sich alleine ausfechten, bis ein körperlicher oder seelischer Zusammenbruch sie (vielleicht) zur Besinnung kommen lässt.

Wenn wir unsere therapeutische Aufgabe nun darin sehen, den Menschen „zu sich selbst finden“ zu lassen, dann erfordert das eine *angemessene Selbsteinschätzung* als Grundlage echten Selbstwertgefühls. Dies setzt das Freilegen des verschütteten Selbstgefühls voraus. Dieses Freilegen erfolgt insbesondere durch das Verstehen der kindlichen Prägungserfahrungen – und der Muskeltest führt uns dorthin, durch Hinweise auf das prägende Lebensalter.

Wie Prägungen entstehen

Als Prägungen lassen sich also positive wie negative äußere Einflüsse bezeichnen, die während des Sozialisationsprozesses *nachhaltige* Spuren in der seelischen Verarbeitung und den daraus resultierenden Reaktionsweisen eines Menschen hinterlassen. Sie betreffen insbesondere das, was ein Kind über die Welt, seine Mitmenschen und sich selbst lernt („Ach, so eine bin ich also!“ = Prägung) und sich im Verhalten zu eigen macht („Das muss ich also tun, damit …“ = Reaktionsmuster). Prägung beginnt mit einem eindringlichen Ersteindruck, durch dessen „Brille“ nachfolgende Erfahrungen bewertet werden, die ihrerseits den Ersteindruck weiter verstärken oder (seltener) relativieren können.

Wie tief sich die Spuren der Prägungserfahrungen in die Seele des Menschen eingraben, das hängt von mehreren Faktoren ab: Auf jeden Fall davon, in welchem Maße trotz Versagungen oder Entbehrungen die Beziehungen zum Kind von *Liebe* getragen sind, aber auch von Dauer, Intensität und Ausschließlichkeit der prägenden Einflüsse und sicher auch von der wesenhaften Sensibilität des Kindes.

Nicht zuletzt und ganz besonders spielt jedoch die *Empfänglichkeit* für bestimmte Einflüsse eine Rolle. Empfänglich und damit prägbar ist das Kind vor allem dann, wenn es neue persönliche und soziale Fähigkeiten entwickelt, die noch ungefestigt sind und deshalb leicht gefördert oder gehemmt werden können. Solche neuen Schritte folgen in den ersten Lebensjahren in rascher Folge aufeinander und jeder ist alterstypisch. Muss beispielsweise ein *Baby* ins Krankenhaus, ohne von den Eltern begleitet zu werden, fällt diese Erfahrung auf einen anderen Boden und hat andere Folgen, als wenn ein fünfjähriges Kind das erlebt. Und wenn diesem Säugling gesagt würde, dass er „von nichts eine Ahnung“ habe, hätte das andere Auswirkungen, als wenn das Fünfjährige es zu hören bekäme.

Die wesentlichen Phasen, in denen typischerweise Weichen für die Zukunft gestellt werden, wollen wir nun unter dem Aspekt der Entwicklung von Selbst*wert*gefühl und *Selbst*gefühl näher betrachten. Dabei dienen die Alterszuordnungen einer ungefähren Orientierung, können aber natürlich von Kind zu Kind durchaus variieren.

Vorgeburtliche Erfahrungen

In der körperlichen Einheit mit dem mütterlichen Organismus wirken zweierlei Einflüsse auf das werdende Kind ein: Einerseits hat es über placentagängige Botenstoffe Anteil am Erleben der Mutter, selbst wenn das gar keinen Bezug zum Kind hat: Sobald sie unter Stress steht, gelangen diese Botenstoffe aus ihrem Kreislauf zum werdenden Kind und zwingen ihm sozusagen durch hormonelle „Injektion" ebenfalls eine Stressreaktion auf. Andererseits entwickelt das Kind schon im Mutterleib eigene Sinneswahrnehmungen und erlebt dadurch unmittelbar „Beziehung".

Wurde noch Anfang des 20. Jahrhunderts behauptet, Neugeborene empfänden keine Schmerzen (die Folge waren Operationen ohne Narkose ...), so hat sich inzwischen die Erkenntnis durchgesetzt, dass die psychische Entwicklung, die ja ein Nervensystem mit der Fähigkeit des Fühlens und Wahrnehmens voraussetzt, lange vor der Geburt beginnt.

Ab dem zweiten Schwangerschaftsdrittel nimmt der Fötus Reize wahr, insbesondere über den Hörsinn. Also tritt der werdende Mensch schon im Mutterleib in Kontakt zu seiner Umwelt, besonders natürlich zur Mutter und durch die Mutter. Dass Wahrnehmungen aus dieser Zeit bereits zu ersten bleibenden Erfahrungen führen, ist inzwischen nachgewiesen.

Verheimlichte Schwangerschaft

Klara C., eine junge Sängerin, befürchtete das Aus ihrer Karriere, weil sie unerklärliche Probleme mit der Atemtechnik hatte. Sie erhoffte sich Hilfe durch die psychologische Kinesiologie.

Der Muskeltest wies auf die Zeit der Schwangerschaft hin, der einzige resonante Triggerbegriff war „eitel" (assoziiert mit der Farbe Orange). Sofort musste Klara an ihre Mutter denken: Ihre Mutter war Schauspielerin, eine sehr schöne Frau, die überall im Mittelpunkt stand und das genoss. Sie war immer schon sehr eitel gewesen, und als sie bemerkte, dass ein Kind unterwegs war, versuchte sie, die Schwangerschaft so lange wie möglich zu verbergen. Von ihrer Tante hatte Klara erfahren, dass ihre Mutter sich noch bis in die letzten Schwangerschaftsmonate extrem eingeschnürt hatte, trotz des Protestes aller Angehörigen.

Klara C. bekam während unseres Gesprächs Beklemmungen und verfiel in eine eigenartige Atmung – so, wie sie es oft bei Proben und Auftritten erlebte! Wir schlossen die Begegnung mit dem üblichen Stress Release ab. Einige Wochen später schrieb sie mir, dass ihr Gesangslehrer inzwischen mehr als zufrieden mit ihr sei – sie konnte seine Anleitungen nun zur Atemtechnik problemlos umsetzen.

Mit dem Muskeltest finden wir in negativen pränatalen Erfahrungen immer wieder einmal den Ursprung diffuser Ängste. Diese Ängste äußern sich selten in konkreten Bildern, sie scheinen eher irrational zu sein oder sind gar nicht verbalisierbar. Oft lässt sich zurückverfolgen, dass in diesen Fällen die Mütter in der Schwangerschaft selbst unter erheblichen Ängsten (auch sehr konkreten) gelitten hatten, etwa wegen wirtschaftlicher Not, Krieg, Partnerproblemen oder Konflikten hinsichtlich der Schwangerschaft.

Beim Ungeborenen kommt in solchen Fällen nur die Empfindung Angst an, die nicht greifbar ist. Wenn sich Konflikte oder eine eventuelle Ablehnung des Kindes auch nach der Geburt fortsetzen, werden die Prägungen noch potenziert und die nebulöse Angst bekommt Verstärkung durch konkrete Angst.

Selbst wenn die diffuse Angst nach der Geburt keine weitere Nahrung findet, weil die anfängliche Erfahrung durch eine intensive Hinwendung zum Kind kompensiert wird, bleibt dennoch manchmal eine Art dumpfer Ahnung, eine Angst ohne Namen, die – wenn sie nicht bearbeitet wird – das Leben zwar nicht beherrschen muss, aber durchaus belasten kann.

Konfliktbelastete Schwangerschaft

Jutta J., Anfang 30, hatte wegen wiederholter diffuser Angstgefühle bereits eine Psychotherapie gemacht, durch die sich allerdings nichts Wesentliches geändert hatte. Der Muskeltest führte uns zu den Triggerbegriffen „Gefahr" und „Überleben" und bei der Zeitzuordnung in die Schwangerschaft.

Der Gedanke an einen Abtreibungsversuch lag nahe. Jutta J. hatte den Wunsch, zunächst mit ihrer Mutter darüber zu sprechen, und ging ohne weitere Bearbeitung nach Hause. Beim nächsten Termin bestätigte sie, dass ihre Mutter in der Schwangerschaft erhebliche Konflikte durchlitten hatte. Die beiden Geschwister waren gerade zwei Jahre und ein Jahr alt gewesen, einem weiteren Baby fühlte sie sich nicht gewachsen, zumal die Ehe in einer Krise steckte. Ihr Frauenarzt hatte ihr wegen ihrer schlechten Verfassung einen Schwangerschaftsabbruch nahegelegt. Sie hatte lange innerlich gekämpft und sich dann doch für das Kind entschieden. Gerade diese Tochter wurde dann ihr besonderer Liebling.

Wir machten ein Stress Release zu diesem Thema. Und obwohl ich selbst sehr neugierig war, was wohl daraus werden würde (allzu häufig war eine solche Situation in meiner Praxis noch nicht vorgekommen), hörte ich nichts mehr von ihr.

Zwei Jahre später traf ich sie bei einem Einkaufsbummel. Freudestrahlend berichtete sie mir, dass nach dieser Sitzung die Angst nie wieder aufgetaucht sei. Sie könne sich das gar nicht vorstellen, aber in diesen beiden Jahren habe sie sich wie „neugeboren" gefühlt. Auf die Frage, warum sie sich nicht mehr gemeldet habe, bekam ich eine Antwort wie so oft: „Es ging mir ja gut und dann denkt man gar nicht mehr daran …"

Die Geburt

Der (natürliche) Geburtsprozess als solcher erweist sich in meiner Arbeit nur sehr selten als verantwortlich für prägende Erfahrungen. Ja, eigentlich kann ich mich nach all den Praxisjahren nur an wenige Fälle erinnern, bei denen die Geburt selbst prägend war für spätere Reaktionsmuster. Vielleicht liegt das daran, dass eine Geburt zwar mit Gefahren und sicher mit Stress verbunden ist, dass aber genau diese Art von Anstrengung als natürlicher Akt des Lebens „eingeplant" ist und deswegen offenbar besser verkraftet wird als manche späteren Einflüsse. Diese allerdings können schon unmittelbar *nach* der Geburt eintreten, etwa durch räumliche Trennung des Kindes von der Mutter und alle Prozesse, die mit dem „Bonding", der Entwicklung der Bindung zwischen Mutter und Kind, einhergehen.

Zwar kommen in meinen Patientenbegleitungen Bezüge zur Geburt selten vor, doch möchte ich einen dieser Fälle hier schildern – mehr als erzählenswerte Geschichte denn als beispielhafte Anregung:

Gehemmte Geburtswehen

Christoph kam mit 9 Jahren in meine Behandlung, weil er sehr darunter litt, dass er alle möglichen Dinge begann, es ihm aber nicht gelang, sie zu Ende zu führen. Kurz vor Abschluss einer Aufgabe überfiel ihn regelmäßig ein Gefühl von Panik und er ließ das Angefangene unfertig liegen. Als dies auch in der Schule ein Problem wurde, suchten seine Eltern Rat. Der Anfang jedes Diktats war fehlerfrei, gegen Ende aber wimmelte es nur so von Schreibfehlern!

Der Muskeltest (einziger Triggerbegriff mit Resonanz: „Stagnation“) wies auf eine Ursache im Zusammenhang mit der Geburt hin. Die Mutter erinnerte sich sofort mit Schrecken daran: Sie wurde vom Chefarzt des Krankenhauses betreut und als die Wehen in immer kürzeren Abständen kamen, war er gerade nicht erreichbar. Beim Einsetzen der Presswehen ordnete er per Telefon eine wehenhemmende Infusion an. Einige Stunden später traf er ein, dann jedoch sistierten die Wehen – worauf er mit einer wehen*fördernden* Infusion reagierte. Die weitere Betreuung war mechanistisch und lieblos, die Hebamme traute sich kaum, unbefangen ihre Arbeit zu tun. Als Christoph schließlich geboren war, fühlte sich seine Mutter leer und unglücklich.

Christoph, der sich natürlich nicht selbst an seine Geburt erinnerte, war eigenartig berührt und wurde sehr nachdenklich. Und seine Mutter war ohnehin ganz in ihrer Erinnerung aufgegangen.

Etwas unkonventionell entschloss ich mich zu einem -Stress Release zu dritt: Ich bat die Mutter, als Signal der Verbundenheit eine Hand auf Christophs Körper zu legen, während ich *seine* Stirnpunkte hielt und die Mutter mit ihrer freien Hand ihre eigene Stirnzone berührte. (Damit wollte ich auch ihr ein Stück Verarbeitung dieser Erfahrung ermöglichen.)

Nach einigen Minuten öffnete Christoph unaufgefordert die Augen, im selben Moment setzte die Mutter zu einem tiefen Seufzer an und ich hatte mit einem Selbsttest zeitgleich festgestellt, dass das Stress Release nun zu Ende gehen konnte.

Da ich vor dem Stress Release eigentlich vorgegeben hatte, dass mein Test die Dauer bestimmen sollte, fragte ich Christoph, was ihn veranlasst habe, von sich aus die Augen zu öffnen. Seine Antwort: „Ich hatte auf einmal das Gefühl: Jetzt bin ich durch!" In ähnlicher Weise hatte die Mutter empfunden, es „geschafft zu haben".

Einige Monate später erfuhr ich, dass es Christoph gut ging. Er packte seine Aufgaben nach wie vor an – und jetzt führte er sie auch zu Ende!

Zugegeben, dieses Beispiel kann man eigentlich nicht als „natürliche" Geburt bezeichnen … Die Geburt dürfte sich vermutlich insbesondere nach „unnatürlichen" Geburtsvorgängen als prägender *Stressfaktor* erweisen, etwa nach Entbindungen mit Kaiserschnitt. Das scheint inzwischen durch Studien zur frühkindlichen Entwicklungsphysiologie bestätigt zu werden.

Die Neugeborenen- und Säuglingszeit

Hauptthema: Vertrauen, willkommen sein

Schon in den allerersten Lebenswochen werden Weichen gestellt für die Entwicklung des Selbstwertgefühls eines Menschen und für seinen späteren Umgang mit Bindung und Beziehung. Dass hier der erste Grundstein für das Selbstwertgefühl gelegt wird, liegt geradezu auf der Hand: Ob das Kind erwünscht ist oder nicht, wird ihm seinen Wert widerspiegeln. Wo es willkommen ist, wird es sich sicher und geborgen fühlen; es entwickelt Vertrauen, weil es sich „in guten

Händen“ weiß. Aus diesem Grund- oder Urvertrauen erwächst Bindungs- bzw. Beziehungsfähigkeit in dem Sinne, dass Vertrauen die Voraussetzung dafür ist, sich überhaupt auf einen anderen Menschen einzulassen.

Vertrauen wird gelernt, indem es als begründet erfahren wird. Das erlebt das Neugeborene durch Konstanz und Verlässlichkeit in liebevoller Zuwendung. Werden ihm dagegen wiederholt wesentliche Bedürfnisse versagt oder ist die Zuwendung sehr schwankend, dann bedeutet dies für das Kind geradezu existenzielle Gefahr, weil es sich in dieser Lebensphase in keiner Weise selbst helfen kann.

Bedrohliche Ängste, die in diesen ersten Lebensmonaten entstehen, werden bis ins Erwachsenenalter als (oft unbewusste) Angst und Anspannung fortgeschrieben. Die darin tief verwurzelte Unsicherheit führt zu allerlei Sicherungsmaßnahmen als Reaktionsmuster, vom Vermeiden jeglicher Risiken bis zu einem perfektionistischen Kontrollbedürfnis. Damit wird versucht, der Angst aus dem Wege zu gehen.

Ein anderer untauglicher Versuch, erlittene Defizite in der Zuwendung auszugleichen, ist die *Betäubung* der Angst und die Suche nach Ersatzbefriedigung – vor allem durch Flucht in diverse Süchte.

Wie kaum zu übersehen ist, finden wir entsprechende Auswirkungen in unserer heutigen Gesellschaft ausgeprägt wieder: den Verlust von Urvertrauen gepaart mit dem Hang zu Absicherungen auf verschiedenen Ebenen (bis hin zu einem Versicherungs-Unwesen, das Scheinsicherheiten verspricht), die verbreiteten Beziehungsstörungen und die Kompensation durch Süchte.

Bei aller Individualität der einzelnen Lebensgeschichten – könnte es angesichts solch verbreiteter psychischer Reaktionsweisen nicht sein, dass bestimmte Überzeugungen von Wissenschaft und Pädagogik in einer ganzen Generation pauschal ihre Spuren hinterlassen haben? Wie sollen Menschen einer Generation, in der fast jeder nach seiner (oftmals „programmierten“) Geburt von der Mutter getrennt wurde, in der vom Stillen abgeraten und das Neugeborene nach der

Uhr statt nach Bedürfnis versorgt wurde, Vertrauen gelernt haben? – Und können wir erwarten, dass Menschen, die als Kind auf ihr Schreien grundsätzlich keine Zuwendung bekommen sollten, zu liebesfähigen Erwachsenen gereift sind – liebesfähig einem Partner, den eigenen Kindern, dem Leben und der Natur, sich selbst gegenüber?

Hiermit will ich nicht primär eine gesellschaftskritische Diskussion auslösen, sondern aus dem Verständnis der Prägungsphasen anregen, den Blick über die individuellen familiären Umstände hinaus zu erweitern auf allgemeine Gewohnheiten und den Zeitgeist, der in der Kindheit der Betroffenen geherrscht hat. Das macht einerseits verständlich, dass sich Patientengeschichten aus einer Generation vom Prinzip her oft ähneln, und andererseits entzieht es den individuellen Schuldzuweisungen an die eigenen Eltern den Boden, wenn man deren Handeln in einen allgemeinen Zeitstrom eingebunden weiß.

In der Begleitung von Patienten, die frühe Störungen von Selbstwertgefühl und Grundvertrauen erlitten haben, kann man in der Regel nicht von *kurzen* Entwicklungsprozessen ausgehen. Selbstwertgefühl und Vertrauen fallen nicht automatisch durch Stresslösen vom Himmel, sondern müssen durch begleitende Maßnahmen aufgebaut werden – was allerdings nicht zwangsläufig auch kontinuierliche therapeutische Begleitung bedeuten muss, sondern nach entsprechenden Impulsen durchaus vom Patienten selbst aktiv weiterentwickelt werden kann. Je nach Anlass der Konsultation kann dann in sporadischen Begegnungen eine kurzfristige Intervention mit psychologischer Kinesiologie die jeweils weiterführenden Entwicklungsschritte anstoßen.

Dass ausnahmsweise auch eine einmalige Intervention ausreichen kann, um eine frühkindlich begründete Störung in eine heilsame Richtung zu lenken, mag das Beispiel von Peter zeigen:

Die Eifersucht der Schwester

Peter, 16 Jahre, kam mit seiner Mutter zu mir, weil er sehr darunter litt, dass seine Freundschaften immer wieder zerbrachen. In mehreren Cliquen fühlte er sich ausgestoßen, in der Klassengemeinschaft hatte er Schwierigkeiten, Lehrer fühlten sich durch sein provokantes Auftreten verärgert und ließen das auch in ihren Beurteilungen spüren, Lernstörungen waren die Folge. Peter war sich durchaus bewusst, dass er in allen Beziehungen versuchte, das Kommando an sich zu reißen und jeden „nach seiner Pfeife tanzen zu lassen". Aber es gelang ihm nicht, sich zu beherrschen oder sein Verhalten zu ändern.

Das Gespräch allein ließ keine Zusammenhänge mit seiner früheren Lebensgeschichte erkennen. Also zogen wir den Muskeltest zurate und fanden als Triggerbegriffe „nicht beachtet sein" (Dünndarmmeridian), „Aufmerksamkeit" (Farbe Rot) und „Rivalität" (Lebensaspekt „soziale Gemeinschaft") sowie eine Zuordnung zum ersten Lebensjahr.

Sofort erinnerte sich Peters Mutter an diese Zeit. Sie berichtete, dass sie durch ihren Beruf als selbstständige Unternehmerin stark eingespannt gewesen sei, andererseits aber versucht habe, auch ihren Kindern gerecht zu werden. Weil sie in ihrer eigenen Kindheit erlebt hatte, wie sie auf ihren jüngeren Bruder eifersüchtig geworden war und sich ständig zurückgesetzt gefühlt hatte, beschloss sie, es bei den eigenen Kindern besser zu machen. Sie wollte bei der Versorgung ihres Babys die zwei Jahre ältere Tochter nicht ausschließen und versuchte, sie überall einzubeziehen.

Nach kurzer Zeit aber begann die Tochter, vehementen Protest anzumelden, wenn ihr kleiner Bruder gestillt oder gewickelt werden sollte. Sie führte dann dramatische Szenen auf, sodass die Mutter sich immer wieder von Peter abwendete, um die Tochter zu besänftigen. Schließlich musste sie sich mehr um die Tochter kümmern, weil diese sich tausenderlei Dinge ausdachte, um die Aufmerksamkeit auf sich zu lenken; der Junge wurde eher nebenher „abgefertigt" und kam immer wieder zu kurz.

Das klang stimmig, auch für Peter, der zwar nichts von den damaligen Ereignissen wusste, aber seine Schwester immer als diejenige empfand, die sich in den Vordergrund spielte und ihn verdrängte. Wir schlossen mit einem Stress Release ab.

Nach einem Jahr erfuhr ich, dass Peter seit unserer Sitzung wesentlich umgänglicher geworden war; er hatte einen guten Freund gefunden und sich einer Foto-AG angeschlossen; in der Klasse war er gut gelitten, die schulischen Leistungen hatten sich gebessert. Natürlich gab es noch Reibereien und Streit zwischen den Geschwistern, aber Peter biss sich nicht mehr so fest wie früher.

Dass bei Peter schon eine einzige Sitzung die Wende bewirkt hat, erklärt sich durch mehrere glückliche Umstände: Erstens fand unsere „Korrektur" schon in sehr jungen Jahren statt – zwanzig Jahre später hätte dieselbe Wandlung voraussichtlich weit mehr Mühe gekostet. Zweitens war nur ein Teilaspekt der mütterlichen Bindung gestört, nämlich im Hinblick auf die Rivalität der Schwester. Und drittens wurde Peter im weiteren Verlauf aktiv durch sein soziales Umfeld gefördert, indem sowohl die Eltern wie auch die Lehrer die ersten Ansätze seines kooperativen Verhaltens positiv bestärkten und ihn so eine neue „Vertrauenserfahrung" machen ließen.

Das Kleinstkind (etwa 2./3. Lebensjahr)

Hauptthema: Autorität, Gehorsam, Grenzen

Etwa mit Vollendung des ersten Lebensjahres tut das Kind in der Regel einen großen Entwicklungsschritt: Es bewegt sich fort. Zunehmend entwickelt es Kontrolle über seine Körperfunktionen und erweitert seinen Aktionsradius durch Krabbeln oder Laufen.

Damit beginnt nicht nur räumlich eine erste Loslösung aus der Symbiose mit der Mutter. Das Kind erlebt erste Eigenständigkeit und damit eine Unterscheidung von der Mutter, ohne jedoch eine echte Individualität zu erkennen: Es ist eher „nicht Mutter" als „ich". Während das erste Lebensjahr weitgehend von Verschmelzung bestimmt war, entwickeln sich jetzt erste Grenzziehungen, die oft heftig mit „Nein!" oder „Will nicht!" verteidigt werden.

Diese Phase ist besonders sensibel für Prägungen, die mit der Macht von Autoritätspersonen einhergehen. Das Kind muss gehorchen lernen, ohne dass sein Wille und seine Persönlichkeit „gebrochen" werden (– bis vor wenigen Jahrzehnten noch Erziehungsstandard). Es *muss* an einer belebten Straße nun mal an der Hand gehen, auch wenn es das nicht versteht. Die nicht einfache Aufgabe von Eltern und Erziehern ist in dieser Lebensphase die Balance von liebevoller Zuwendung und beharrlicher Grenzziehung, ohne dass sie beim Kind an Einsichtsfähigkeit und bewusste Selbststeuerung appellieren können.

Das Kind muss lernen, ein Nein zu akzeptieren, aber ihm muss auch das Recht auf ein eigenes Nein zugestanden werden. Wird ihm sein Nein grundsätzlich „abtrainiert", dürfte es sich noch als erwachsener Mensch schwertun, eigene Konturen zu zeigen. Wer in zu engen Grenzen aufgewachsen ist, verinnerlicht den auferlegten Zwang und neigt eher zu zwanghaftem Verhalten.

Unterwerfen sich dagegen die Eltern im Sinne der antiautoritären Erziehung dem Nein des Kleinkindes, dann sind nicht nur der Entwicklung zum „kleinen Tyrannen" Tür und Tor geöffnet, sondern das Kind droht sich auch in Halt- und Orientierungslosigkeit zu verlieren.

Auch beim Umgang mit Autoritäten lassen sich die Erziehungsstile verschiedener Generationen bis hin zu typischen Auswirkungen im Erwachsenenalter verfolgen: Zwangsstörungen haben in der therapeutischen Praxis abgenommen, seit Eltern-Kind-Beziehungen nicht mehr durch strengen Gehorsam gekennzeichnet sind. Ob ernst zu nehmen oder nicht, man könnte sich die Frage stellen, ob die Erfindung der Wegwerfwindeln dazu einen Beitrag geleistet hat – mit ihnen entfiel zumindest der Zwang, Kinder möglichst früh „sauber" werden zu lassen …

Die Sauberkeitserziehung

Eine ältere Patientin mit schwerer chronischer Verstopfung und Ordnungszwang erzählte, dass ihre etwas jüngere Schwester, als sie etwa ein Jahr alt war, jeden Tag auf das Töpfchen gesetzt und an einem Tischbein festgebunden wurde, bis sie ihr „Geschäft" erledigt hatte – was mitunter Stunden dauerte. Mit Schrecken wurde ihr klar, dass ihre eigene „Sauberkeitserziehung", an die sie sich nicht konkret erinnerte, wohl sehr ähnlich gewesen sein musste.

Allerdings können Zwangsstörungen manchmal auch bei zu großem Freiraum wie in der antiautoritären Erziehung durch die Hintertür ins Spiel kommen: So habe ich zwei jüngere Erwachsene mit Zwangsstörungen erlebt, die von „Hippie-Eltern" äußerst freizügig erzogen worden waren; sie hatten sich selbst Zwänge auferlegt, um sich an deren Grenzen „festhalten" zu können.

Das Kleinkindalter (ca. 4./5. Lebensjahr)

Hauptthema: Identität, Selbstvertrauen, „erkannt werden"

Nachdem das Neugeborene ganz in der Verschmelzung mit seinen Bezugspersonen aufging und das Kleinstkind erste Abgrenzung zu ihnen lernte, tritt das Drei- bis Vierjährige jetzt als zunehmend eigenständige Person in *Beziehung* zu anderen. Diese Phase steht ganz im Zeichen der Ich-Bildung (auch Individuation genannt). Dieses Ich erfährt und entwickelt das Kind durch das Echo seiner Mitmenschen auf sein Wesen und sein Verhalten. Solche Rückmeldungen, ebenso wie die damit gegebenenfalls einhergehende Auseinandersetzung, sind Ausdruck von *Kommunikation* zwischen den Beteiligten, und Kommunikation wird konkretisiert und verfeinert durch Sprache. Je mehr das Kind Sprachverständnis entwickelt, desto subtiler können die Botschaften werden, die es sprachlich verarbeiten kann.

Im Sinne solcher Resonanz wird *Sprache* in diesem Alter zunehmend das Instrument, durch das das Kind Prägung erfährt. So, wie es „gespiegelt“ wird, entsteht einerseits sein Selbstbild („Ich muss wohl hübsch / unausstehlich / klug / dumm / frech ... sein, wenn mir das so gesagt wird“), andererseits sein Platz im sozialen Gefüge („Ich werde geliebt, wenn ich den Mund halte / charmant bin / der Oma ein Küsschen gebe ...“). Damit das Kind seine Selbsteinschätzung nicht aus dem Trugbild eines Zerrspiegels ableitet, sollten die Spiegelungen seiner Mitmenschen im Idealfall klar, konkret, ehrlich und förderlich sein.

Wenn diese Rückmeldungen mit den Anlagen des Kindes kongruent sind und seine Entwicklung wesensgemäß fördern, wird sich das Kind geborgen fühlen und Selbstsicherheit entwickeln. Dazu braucht es neben positiver Bestärkung auch wohlwollende Korrektur, um sich mit seinen Fähigkeiten, Interessen und Bedürfnissen in seinem sozialen Umfeld zu orientieren und auf gesunde Weise einzuordnen.

Das Kleinkind lebt gewissermaßen im Spannungsfeld der Frage: „Werde ich so geliebt, *wie ich bin*?“ Sofern die Rückmeldungen der Bezugspersonen vor allem das *Verhalten* das Kindes betreffen, also das, was man von ihm im familiären Miteinander *erwartet*, kann das Kind in die Zwickmühle zwischen Wollen und Sollen geraten. So hat es die „Wahl“, sich entweder anzupassen bis zur Selbstverbiegung, um die Zuwendung der Eltern zu erhalten, oder Ablehnung zu riskieren, wenn es gegen die Fremdbestimmung rebelliert, aber dem eigenen Wesen treu bleibt.

Noch schwieriger wird es für das Kind, wenn ihm nicht sein Verhalten, sondern seine seelischen Reaktionen und Wahrnehmungen inkongruent gespiegelt werden. Dann geht sein Selbstgefühl als Orientierungsmarke zunehmend verloren. (Entsprechende Äußerungen reichen von „Du musst keine Angst haben“ oder „Es tut gar nicht weh“ über „Das bildest du dir nur ein“ bis hin zu „Du wirst bestimmt einmal Anwalt“ ...) Indem das Kind sich ein fremdbestimmtes Bild von sich selbst aneignet, kommt es gar nicht erst zum Empfinden eines Konflikts. Es spürt vielleicht, dass „irgendetwas falsch“ ist, sucht den Fehler aber in seiner eigenen Persönlichkeit und nicht in der Verzerrung des Spiegelbilds.

Gerade weil Worte tief und nachhaltig in die Seele hineinwirken, können sprachliche Rückmeldungen die Selbsteinschätzung formen, im Guten wie im Schlechten. Die scharfe Waffe der menschlichen Zunge kann mit einem einzigen Hieb vernichtend sein oder lebenslange Wunden schlagen, wie eine Auswahl von Patientenaussagen spürbar werden lässt:

Was Kinder gesagt bekommen

Mutter zur Tochter: „Du solltest Maurer werden – mit deinen Riesenhänden kannst du die Maurerkelle sparen.“

Vater zum Sohn: „Du bist doch noch zu blöd zum Scheißen!“

Vater zur Tochter: „Du brauchst keinen Beruf, Frauen heiraten ja doch. Aber wer nimmt schon so eine blöde Kuh ...“

„Du bist und bleibst doch ein kleines, dickes Doofchen.“

„Wer sagt, dass du hübsch bist? Du glaubst doch nicht etwa, dass das jemand ernst meint?“

„Du bringst mich noch ins Grab!“

„Es kam eine lange Dürre und alle ergriffen die Flucht ...“

Tief beschämt haben diese Menschen den vernichtenden Satz in sich getragen, der mehr zerstört hatte, als es wohl mancher körperliche Schlag vermocht hätte …

Doch Worte können nicht nur als scharfe Waffen wirken, sondern auch *subtil* „vergiften". Ein gefährliches, schwer nachzuweisendes Sprachgift ist die Manipulation. Während sie ohnehin dadurch charakterisiert ist, dass sie das erwünschte Ziel nicht offen ausspricht, ist sie in Beziehungen und insbesondere für Kinder höchst giftig, weil diese ihr noch weniger als Erwachsene entgegensetzen können. („Mami ist ganz traurig, wenn du …"; aber auch: „Sei doch Papas Liebling" bis hin zu „Schon wieder hab ich deinetwegen Kopfschmerzen!") Manipulatives Verhalten hat besonders durchdringende Wirkungen, weil der betroffene Mensch den Außeneinfluss nicht wahrnimmt: Wenn ein Kind Verbote oder Schläge bekommen hat, kann es diese bewusst erkennen und gegebenenfalls ungerecht finden; das ist bei Manipulation nicht möglich. Manipulation infiltriert ein Kind so, dass ihm keine Wahlmöglichkeit bleibt.

Aufgrund ihres subversiven Charakters ist Manipulation auch rückblickend in therapeutischer Arbeit oft schwer zu identifizieren; deshalb ist es eine großes Chance, wenn der Muskeltest über die Triggerlisten einen entsprechenden Hinweis darauf gibt, von dem aus manipulative Erfahrungen im Lebenskontext bewusst verfolgt werden können.

Mit Entwicklung der Sprache kann noch eine weitere Verunsicherung ins Spiel kommen, und zwar durch Doppelbotschaften jeder Art. Das beginnt beim „klassischen" *Double bind*, wenn Mimik, Ausdruck und Handlung nicht mit dem Inhalt des Gesagten übereinstimmen, und reicht bis zur Ironie, die im Kleinkindalter nicht verstanden wird: „Das hast du ja ‚toll' hingekriegt!"

Prägung durch Sprache beschränkt sich im Kleinkindalter nicht nur auf die Selbsteinschätzung und den Zwiespalt von Wollen und Sollen, sondern betrifft auch die Art und Weise, wie das Kind Kommunikation als solche erlebt. Denn wo die kindliche Ich-Bildung auf die Ichs der Erwachsenen trifft, muss es zwangsläufig

Auseinandersetzungen und damit Kommunikation geben. Lernt das Kind diese in gesunder und konstruktiver Weise kennen, bekommt es damit eine gute Grundlage, konsens- und beziehungsfähig zu werden. Erlebt es die Austragung von Konflikten aber gar nicht oder als verletzend, wird der erwachsene Mensch vermutlich stets zwischen selbstentwertender Überanpassung und Egomanie schwanken.

Abschließend sei zum Thema prägender Einfluss von Sprache auf die kindliche Entwicklung noch darauf hingewiesen, dass auch das *Fehlen* von Sprachkontakt tiefgreifende Auswirkungen haben kann:

Nicht erkannte Gehörlosigkeit

Besonders dramatisch habe ich es in der Arbeit mit einem fast gehörlosen jungen Mann erlebt, dessen Eltern diese Schädigung bis ins Vorschulalter nicht erkannten und ihn einfach als „Idiot“ abstempelten. Dadurch fehlte ihm jede Rückmeldung zur eigenen Person – beziehungsweise er interpretierte sich selbst als unerwünscht und „falsch“.

Es erforderte eine intensive therapeutische Begleitung, dieses Defizit in der Persönlichkeitsbildung nachzuholen. Aber immerhin: Es gelang.

Dass das, was *nicht* gesagt wird, auch in weniger krassen Fällen weitreichende Auswirkungen haben kann, zeigt die Orientierungsschwäche vieler Erwachsener, die in ihrer Kindheit keine oder nur einseitige Rückmeldungen bekommen haben. Vor allem einseitig negative, kritische Äußerungen, wie sie lange Zeit zum Erziehungsstil gehörten, verhindern die Entwicklung eines Gespürs für gute und richtige Entscheidungen und können einen Menschen lebenslang verunsichern.

Unsicherheit und Perfektionismus

Klaus W. war als Mittfünfziger ein gestandener Mann, er leitete seit Jahren als Geschäftsführer sehr erfolgreich ein mittelständisches, international agierendes Unternehmen. Er war unternehmerisch geschickt, verantwortungsbewusst, bei seinen Kunden und Mitarbeitern beliebt. Aber er litt fortwährend unter Unsicherheiten in seinen Entscheidungen, was dazu führte, dass er jede einzelne Aufgabe geradezu perfektionistisch in jeder Richtung abzusichern und mehr als hundertprozentig zu erledigen bemüht war. Erschöpfungszustände waren die natürliche Folge einer Überforderung, die keine äußeren Anlässe hatte, sondern die er sich selbst auferlegte.

Sein innerer Prozess nahm eine radikale Wendung, als in unserer Arbeit klar wurde, dass er zwar von seinen Eltern viel Freiheit eingeräumt und auch reichlich Rückmeldungen zu seinem Tun bekommen hatte – aber ausschließlich dann, wenn etwas nicht in Ordnung war. Niemals hatte er als junger Mensch Bestätigung bekommen, wenn eine Entscheidung gut oder eine Aktion gelungen war. Da er kein positives Feedback kennengelernt hatte, wusste er nie, wann er „auf der richtigen Spur" oder wann etwas „genug" oder „gut genug" war, sodass ihm auch später eine wichtige Orientierung zur Selbsteinschätzung fehlte. Nach unserer Sitzung (die leitenden Triggerbegriffe waren „Selbstsicherheit" und „Kritik" und bezogen sich auf das 5./6. Lebensjahr) begann er, sich von einzelnen Vertrauenspersonen kleinschrittig auch konkrete positive Rückmeldungen zu erbitten – und genoss die Entspannung, die damit einkehrte, dass er immer besser wusste, „woran er war".

Die hier angesprochenen ambivalenten oder verunsichernden Erfahrungen im Kleinkindalter fördern Konflikte und Spannungen bis ins Erwachsenenleben. Je nach sonstigen Umständen können diese sich in verschiedenen psychischen Störungen wie Ängsten oder

Depressionen ausdrücken; sehr typisch aber sind neurotische Störungen unterschiedlicher Schweregrade und psychosomatische Erkrankungen.

Die frühe Schulzeit

Hauptthema: Sozialisation, aktives Lernen

Die „Brille“, durch die ein Mensch sein Leben betrachtet, ist im Wesentlichen bis zu diesem Zeitpunkt fertig geschliffen. Andererseits können im Schulalter frühere negative Prägungen verstärkt oder durch gesunde Neubeziehungen relativiert werden. Zwar hinterlässt auch die Schulzeit vor allem in Gestalt der Lehrer und Mitschüler ihre eigenen Spuren, sie kann aber kaum unabhängig vom Vorlauf der Kleinkindzeit betrachtet werden. Denn auch wenn Lernen und Entwicklung lebenslang weitergehen, leben wir auf dem Boden früher Erfahrungen. Wie beim jungen Baum eine Kerbe den gesamten Wuchs verändern kann, während sie bei einem ausgewachsenen nur einen Schlitz hinterlässt, so werden seelische „Kratzer“ im späteren Leben weit weniger an die Substanz gehen, je mehr Urvertrauen und Selbst(wert)gefühl als Fundament vorhanden sind. Selbst dramatische Übergriffe auf Körper und Psyche wie Krieg, Folter, Vergewaltigung werden noch verarbeitet (abhängig von der inneren Struktur des Menschen).

Wenn man ab dem Schulalter überhaupt noch von Prägung im hier verwendeten Sinne sprechen kann und nach typischen Einflüssen sucht, dann wird in dieser Zeit für die Kinder die Orientierung am *Vorbild* immer wichtiger, zu dem Eltern, Lehrer, Gesellschaft, Freundeskreis, Sozialgefüge, Tradition, Kultur, Religion und anderes sehr komplex beitragen. („Es nützt irgendwie nichts, den Kindern gute Manieren beizubringen – sie machen am Ende doch die Eltern nach!“)

Das Kind beobachtet und imitiert sein Umfeld, orientiert sich an Beispielen, wird ungewollt mit Gruppen konfrontiert oder schließt sich freiwillig selbst gewählten Gruppen an. Geprägte Überzeugungen aus dieser Zeit beginnen üblicherweise mit „man“: Was *man* macht und wie *man* das sieht und was *man* so denkt oder anzieht oder lieber nicht laut sagt … Es sind all die von außen herangetragenen *Regeln,* auch moralischer und ethischer Natur, die vorgelebt oder als Gesetz vermittelt werden.

Während *offensichtliche* Regeln dem Bewusstsein eher nahe sind und als Verhaltensmuster leicht durchschaut, korrigiert oder abgelegt werden können, werden dem Kind aber durchaus auch *unterschwellige* „ethische“ Normen vermittelt. Schließlich beruhen Handeln und Haltung der Eltern (und anderer Bezugspersonen) auf einer tieferen Weltsicht und den daraus resultierenden Werten, an denen man sich orientiert. Selbst wenn nicht darüber diskutiert wird, erlebt das Kind *praktisch,* was den anderen wichtig ist (Geld verdienen, Status, Freizeitvergnügen, soziales Engagement …) und einen großen Teil von Maßstäben, Ansichten und Idealen wird es unbewusst übernehmen.

Solche Grundeinstellungen kann ebenfalls der Muskeltest an die Oberfläche holen, auch wenn es sich nicht um klassisch verstandene Prägungen und Reaktionsmuster handelt. Häufig macht er darauf aufmerksam über Stressoren aus der Triggerliste der „Lebensaspekte“. Seine Hinweise sind dann seltener eine Indikation für ein Stress Release als ein Anstoß, sich aktiv mit Fragen von Sinn und Weltsicht auseinanderzusetzen.

Pubertät und Jugendzeit

Hauptthema: Widerstand, Ablösung

Der radikale Umbruch in der Pubertät, der Körper und Seele des heranwachsenden Menschen erschüttert, bringt logischerweise ebenfalls noch einige Ersterfahrungen mit sich. Doch auch diese treffen schon auf Vorprägungen: Wer aus frühkindlicher Prägung ein gesundes Selbstgefühl mitbringt, wird die Pubertät anders durchleben als ein stark verunsichertes Kind. Das heißt, ob ein junger Mensch sich dem Druck der Clique beugt und sich zu Handlungen überreden lässt, die nicht mit dem eigenen Gewissen übereinstimmen, und ob er unbeschadet sogar aus solchen Erfahrungen hervorgeht, das liegt selten in der Macht einer Gruppe, sondern vielmehr in dem Muster, in dem der junge Mensch sich und die Welt erlebt.

Was bereits in frühen Jahren als Selbstwertgefühl und Selbstvertrauen tief verankert ist, bestimmt weitgehend die Beziehung zu sich selbst und anderen und prägt die Form innerer Verarbeitung dieser jugendlichen Sozialisierungsprozesse.

Selbst die Verarbeitung möglicher traumatischer Erlebnisse (zum Beispiel sexueller Übergriffe) oder schwieriger Herausforderungen (wie Kontakt mit Drogen) während der Pubertät hängt sehr wesentlich von den tragenden Beziehungsqualitäten ab, die der junge Mensch erlebt hat oder in die er eingebettet ist.

Mit anderen Worten: Natürlich trägt auch die Pubertät ganz neue Herausforderungen an den jungen Menschen heran und natürlich werden Erfahrungen aus dieser Zeit nicht spurlos an ihm vorübergehen. Möglicherweise werden auch hier noch einmal Weichen gestellt. Aber das entscheidende Fundament, auf dem die Jahre der Jugend ebenso wie auch spätere Lebenserfahrungen aufbauen, wird in den Jahren der frühen Kindheit gelegt.

*

Was ich hier im letzten Abschnitt zur Pubertät gesagt habe, möchte ich abschließend noch einmal allgemein aufgreifen – für den Fall, dass Sie in diesem Kapitel bestimmte Lebensaspekte vermissen, etwa die Auswirkung der Geschwisterfolge oder auch eine intensivere Betrachtung der Sexualität: Die Kenntnis der wesentlichen Prägungsphasen hat ihren großen Wert darin, dass sie die seelischen *Verarbeitungsweisen* und die daraus resultierenden Reaktionsmuster eines Menschen besser verstehen lässt; und diese Verarbeitungsweisen betreffen dann ihrerseits unterschiedliche Beziehungskonstellationen und Themen.

Dabei sind die Themen geradezu untergeordnet, wenn es darum geht, durch psychotherapeutische Bearbeitung Weichen in eine neue Richtung zu stellen – das gestörte Reaktionsmuster, gesteuert durch die zugrunde liegende Prägung, wirkt in *jeden* Bereich hinein: Wer sich aus Angst vor Ablehnung nicht traut, eigene Bedürfnisse oder Ansichten zu äußern, wird dies in *jede* Beziehung hineintragen, egal, ob am Arbeitsplatz, in Freundschaften oder in der Ehe; und es relativ egal, ob es dabei um eine politische Meinung oder um sexuelle Vorlieben geht. Ebenso ist es letztlich nicht wirklich entscheidend, welche konkreten Bezugspersonen das Kind ständig lächerlich gemacht, gewaltsam unterdrückt oder manipuliert haben – entscheidend ist, dass das Kind diesen Menschen nahe stand und von ihrer Liebe abhängig war.

Insofern sind, bei aller Komplexität der kindlichen Entwicklungspsychologie, unsere menschlichen Grundbedingungen prinzipiell einfach: Der Mensch hat ein Bedürfnis nach Liebe (= Beziehung, Gemeinschaft, Dazugehören) und ein Bedürfnis nach Selbstverwirklichung und Selbstausdruck. Ihn aus gekränkten Erfahrungen in eine gesunde Balance zu begleiten ist ein zentrales Anliegen der psychologischen Kinesiologie. Wo sie dabei ihren optimalen Platz findet, wollen wir im nächsten Kapitel genauer betrachten.

Von der *Ver*wicklung zur *Ent*wicklung

Um nach dem Ausflug zu den Prägungsgeschichten der Vergangenheit wieder den Bogen zur therapeutischen Gegenwart zu schlagen, fasse ich im Folgenden die Arbeitsschritte einer typischen, „kompletten“ Sitzung als Übersicht zusammen. (Für eine solche Sitzung veranschlage ich insgesamt etwa 1½ Stunden.) Damit möchte ich verdeutlichen, wie sich Muskeltest und Stress Release harmonisch in den Gesprächsablauf einfügen lassen:

- Gespräch über den *Anlass* der Konsultation (Beschwerden, Konflikt, Problem ...)
- Bezug zur aktuellen Lebenssituation (Beruf, Familie ...), Fragen nach Auswirkungen des Problems darauf
- Wenn sich eine konkrete Problematik herauskristallisiert hat: Frage nach Wiederholung ähnlicher Situationen und eventuell schon erkennbaren Reaktionsmustern
- Gibt es Ideen dazu, ob das Problem vielleicht einen Bezug zu Ereignissen in der Kindheit hat? – Was lässt sich generell zu Kindheit und Elternhaus berichten?
- Beginn der Ursachenforschung mit dem Muskeltest
  Suchvorgabe etwa so: Diejenigen Begriffe sollen den Muskel *nachgeben* lassen, die uns zum primären Störeinfluss führen.
- Wie lassen sich die beim Testen gefundenen Begriffe in Bezug setzen zum vorangegangenen Gespräch? – Was belegen oder bestätigen sie? – Inwiefern verändern sie möglicherweise die Perspektive?
- Eventuell: Zwischenbilanz per Muskeltest: „Wir sind auf dem richtigen Weg zur Lösung des anstehenden Problems." (Falls der Muskel negativ reagiert, müssen die bisherigen Deutungen überdacht werden.)

- Zeitliche Zuordnung der Primärerfahrung per Muskeltest (Lebensalter):
  1. Wie waren die *konkreten Lebensumstände* (Familiensituation und anderes)?
  2. Was ist *typisch für die kindliche Entwicklungsphase* (Prägbarkeit) in diesem Alter?
- Wie lässt sich die Primärerfahrung und deren Verarbeitung in der heutigen Situation und im Anlass der Konsultation wiederfinden?
- Eventuell: Austesten eines Merksatzes, der das Entwicklungsziel des Patienten formuliert
- Überleitung zum Stress Release
- *Nach* dem Stress Release: Frage nach dem Befinden, eventuell Angebot, etwas über das Empfinden und Erleben während des Stress Release zu sagen
- Kontrolltest der Triggerbegriffe (und gegebenenfalls des Merksatzes) – Falls einer dieser Begriffe immer noch Stress auslösen sollte, könnte der zum „Wegweiser" für die nachfolgende Sitzung werden.
- Eventuell kurze (!) Reflexion der Zusammenhänge zwischen Symptom und Problem einerseits sowie Reaktionsmuster und Primärprägung andererseits; Empfehlung, in der Folgezeit auf entsprechende emotionale Reaktionen und Veränderungen zu achten.

Wenn wir im nächsten Kapitel die psychologische Kinesiologie im Licht einzelner therapeutische Indikationen betrachten, sollte klar sein, wo die Besonderheiten und Stärken ihrer Instrumente liegen und welche therapeutischen Aspekte damit *nicht* abzudecken sind. Deshalb möchte ich kurz rekapitulieren:

Die entscheidende Veränderung im psychischen Erleben scheint vom neuronalen Impuls des *Stress Release* auszugehen. Dessen Wirkungsgrad hängt davon ab, wie gut die „Vorarbeit" dafür war, zum Beispiel durch gelungene Spiegelung und Resonanz im vorangegangenen Gespräch und durch Austesten von Triggerbegriffen. Die

„Programme“ und Automatismen, die mit synaptischen Verknüpfungen im Gehirn verankert worden sind (überwiegend in der frühen Kindheit), lassen sich in eine neue Richtung lenken, indem man mit Stress Release durch vorübergehende Synchronisation zwischen beiden Gehirnhälften und den mit ihnen verbundenen tieferen Gehirnarealen eine neue Ausgangsposition herstellt.

Aus Beschreibungen von Patienten, wie sie den inneren Ablauf des Stress Release erlebt haben, lässt sich der Begriff Synchronisation der Gehirnareale geradezu wörtlich als „Gleichschaltung“ von Gegenwart und Vergangenheit vorstellen: „Gerade, bevor Sie Ihre Hand von meiner Stirn genommen haben, hielt mich meine Mutter im Arm.“ Oder: „Zum Schluss des Stress Release klopfte mein Vater mir ermutigend auf die Schulter …“ – Erfahrungen, die in der realen Geschichte der Kindheit niemals stattgefunden hatten und auch nicht während unseres Gesprächs oder während des Stress Release suggeriert wurden!

Nach einem effektiven Stress Release erleben viele Menschen nicht nur ein mehr oder weniger verändertes *Gefühl* zu der altvertrauten Situation, sondern sie sehen sich auch zu ersten neuen Schritten in der Lage, die vorher trotz Wollen und Einsicht nicht gelangen:

Frei zu neuem Fühlen und Handeln

Angst überwunden

Eine Mutter kam mit ihrer zehnjährigen Tochter Julia zu mir, weil Julia sich weigerte, in der Schule am Schwimmunterricht teilzunehmen. Sie hatte panische Angst davor, ihr Gesicht unter Wasser zu tauchen. Ich erinnere mich leider nicht mehr, was unser Gespräch und der Muskeltest zutage brachten, aber ich weiß, dass wir mit einem Stress Release abschlossen.

Ein paar Tage später rief mich die Mutter an: „Ich rief im Haus nach Julia, sie antwortete nicht. Beunruhigt lief ich durch die ganze Wohnung – und ich fand sie im Badezimmer. Das Waschbecken war bis oben voll mit Wasser und sie hatte ihr Gesicht und ihren Kopf so tief wie möglich darin eingetaucht. Ich war erst mal entsetzt, Julia aber hob den Kopf aus dem Wasser, sah mich fröhlich an und sagte: ‚Siehst du, Mama, es funktioniert wirklich!'" Einige Wochen später erwarb Julia ihr Frühschwimmerabzeichen.

Das Stress Release stellt zwar *Weichen* zu neuen Möglichkeiten, den *Weg* muss der Patient allerdings *selbst* aktiv beschreiten. In der Alltagsrealität muss er beobachten und erproben, was sich zu verändern beginnt und was sich verändern lässt, indem er selbst seinen neuen Erfahrungsspielraum auslotet. Er muss sozusagen die Fäden des im Stress Release aufgelösten „Knotens" im realen Leben neu weiterspinnen. Immerhin ist der Behandlungserfolg nach entsprechenden Studien zu etwa 50 Prozent von Faktoren abhängig, die nicht im Therapieverfahren und in der Person des Therapeuten angesiedelt sind, sondern im Patienten selbst: Zu diesem notwendigen Eigenanteil gehören Einsicht, Wille, Bereitschaft zur Veränderung und Handeln – das alles können ihm auch Muskeltest und Stress Release nicht abnehmen.

Daraus ergibt sich fast zwangsläufig, dass solche tiefgreifend „lösenden" Sitzungen (das heißt: Rückschau auf Prägungserfahrungen und davon ausgehende Neuausrichtung) nur in größeren Abständen sinnvoll sind. (In meiner Praxis sind das bei einer kontinuierlichen therapeutischen Begleitung 4 bis 8 Wochen.) Wo *zu viel* in kurzer Zeit „gelöst" wird, kann die Klarheit und Orientierung leicht wieder verloren gehen. Der Patient braucht also Zeit zum Verarbeiten – und eventuell weitere strukturierende Maßnahmen.

Wegbegleitung

Vor lauter Begeisterung über die Lösungskraft dieser prinzipiell einfachen Elemente – "Psychoanalyse" per Muskeltest und „Neuordnung" durch Stress Release – könnte der Blick auf andere notwendige Beiträge leicht zu kurz kommen. „Lösung" (von Knoten) aber kann „Aufbau" (von neuen Verhaltensweisen) nicht ersetzen, der Aufrichtung muss die Ausrichtung folgen. Auch diesen *aufbauenden* Anteil des Prozesses zu unterstützen verstehe ich als Teil meiner therapeutischen Aufgabe. Deshalb möchte ich kurz einige ***Begleitmaßnahmen*** skizzieren, die ich in meiner Praxis einsetze:

- Die meisten Erstbegegnungen mit Patienten erfolgen aus einer Krise oder Notlage heraus, etwas in ihrem Leben ist „aus den Fugen geraten". Wo der Patient ins Wanken gekommen ist, braucht er also zunächst *Stabilisierung*. Dabei können ihm unterschiedlichste Maßnahmen helfen, angefangen von freiem Sprechenlassen und empathischer Zuwendung über „LEINE-Gespräche" bis hin zu unterstützenden körperlichen Behandlungen, eventueller Verordnung von Medikamenten und (bei Bedarf) einem geschützten Rückzug durch Krankschreibung oder Urlaub.
- Vor allem das *Stress Release* ist in dieser Phase immer wieder wertvoll, während ich in solchen instabilen Situationen nie eine aufdeckende Rückschau mit dem Muskeltest beginne, zumal die dafür nötige distanzierte Selbstbetrachtung bei aufgewühlten Emotionen kaum möglich ist.
- Mit zunehmender Stabilisierung ist die Voraussetzung dafür geschaffen, die eigentliche Problemsituation zu ergründen, Zusammenhänge zu früheren Erfahrungen zu verfolgen und untaugliche Reaktionsmuster zu lösen. Hier setze ich den *Muskeltest* ein, um ein Thema zu verdichten und zu konkretisieren, damit das Stress Release die Wertigkeiten der Vorerfahrungen abschließend „zurechtrücken" kann.
- Dem Lösungsprozess folgt dann die bereits erwähnte Phase der *Umsetzung und Neugestaltung*. Dafür lote ich mit dem Patienten

Möglichkeiten aus, Veränderungen bei sich selbst zu fördern und in sein Lebensumfeld einzubringen. Hierzu können Entwürfe zu konkreten Verhaltensänderungen beitragen, ebenso wie Gedankenhygiene, Umgang mit Emotionen, Planungsstrategien, Selbstbesinnung und manches andere. Indem der Patient durch sein *eigenes* Handeln Erfolg erlebt, wird er ermutigt und erfährt seine Stärke auch unabhängig von *therapeutischen* Maßnahmen.

In Kurzfassung sieht die Schrittfolge also so aus:

Störung → Stabilisierung → Verstehen und Wandeln → aktives Umlernen

Konkret arbeite ich mit meinen Patienten meist schon bei einer der ersten Begegnungen Halt gebende Begleitmaßnahmen aus. Hier zur Anregung ***mein 10-Punkte-Programm aus stabilisierenden und ausrichtenden Elementen***:

1. Definition des therapeutischen *Ziels* (beispielsweise: neue Basis für die Partnerschaft, neu definierter Lebensinhalt, berufliche Veränderung, Klärung der Elternbeziehung, „mich selbst wiederfinden", körperliche Gesundung)
2. Bestimmung eines voraussichtlichen *Zeitrahmens* (eventuell mit Etappenzielen), der weit genug gesteckt sein muss, um Erwartungsdruck herauszunehmen, und eng genug, um überschaubar zu bleiben
3. *Soziale Vernetzung*: Wer aus Familie oder Freundeskreis wäre ein „Pol der Sicherheit" und geeignet, den Entwicklungsprozess bewusst zu fördern? Welche Kontakte sollten dagegen – zumindest vorübergehend – eher gemieden oder reduziert werden?
4. *Professionelle Begleitung:* Welcher Therapeut oder welche Institution kommt in Frage, wenn ich selbst diese Rolle nicht übernehmen kann (oder soll)?

5. *Geregelte Besinnungszeiten:* Ein praktikabler Plan, eventuell sogar mit Eintrag in den Terminkalender, erleichtert den Zugang zur Selbstwahrnehmung. Das könnte heißen, zum Beispiel zweimal täglich 2 Minuten bewusst zur Selbstbesinnung innezuhalten und einmal am Tag eine *längere* Zeit der Selbstreflexion einzuplanen (15–20 Minuten).
6. *Schreiben:* Die Selbstbesinnung wird konkreter, wenn die Gedanken aufgeschrieben werden (Tagebuch). Den entscheidenden Vorteil des Aufschreibens sehe ich darin, dass es den Denkvorgang verlangsamt und damit die Offenheit für neue Aspekte fördert.
7. *Bewegung und kreativer Selbstausdruck:* Welche körperliche Betätigung wird vom Patienten bereits ausgeübt oder könnte reaktiviert oder neu begonnen werden? (Hierzu zähle ich nicht nur Sport, sondern auch Spazierengehen, Gartenarbeit und vor allem Tanzen!) – Welche musische oder sonstige kreative Beschäftigung könnte (wieder) praktiziert werden?
8. *„Nährendes":* Welche Behandlung könnte – ganz unabhängig vom bearbeiteten Themenkomplex – Körper und Seele stärken? (Geeignet sind Therapien oder Anwendungen zur Entspannung und Regulation, aber auch Urlaub.)
9. *Spirituelle Besinnung:* Gebet, Meditation, religiöse Gemeinschaft, geistliche Mentoren
10. *Einfache Selbsthilfen*, die jeder Therapeut nach eigenem Repertoire empfehlen kann, beispielsweise Entspannungs- und Visualisierungsübungen, Einnahme von Bach-Blütenessenzen, Umgang mit störenden Gedanken und Emotionen, Hinwendung zum „inneren Kind", Selbsthilfe-Stress-Release oder Ähnliches.

Was auf den ersten Blick nach einer Reihe von „Extraaufgaben" aussehen könnte, deckt sich bei näherem Hinsehen zeitlich oft weitestgehend mit bereits bestehenden Strukturen oder Gewohnheiten (wie Gespräche mit Freunden, Bewegung, spirituelle Rückbesinnung). All diese Elemente werden nun vorübergehend im Sinne einer konzertierten Aktion in den Dienst des gewünschten Zieles gestellt. Dabei sollten zwei Gruppen von Aktivitäten einander sinnvoll ergänzen: solche, die sich völlig vom Krisenthema lösen und dem Geist Erholung schenken, und solche, die *für begrenzte Zeit* gezielt dem Thema der Therapie widmen. Indem ich mich in den Folgesitzungen nach der Auswirkung dieser unterstützenden Maßnahmen erkundige, bestärke ich deren Durchführung; oder wir passen gemeinsam die Dinge, die sich *nicht* bewährt haben, den Bedürfnissen des Patienten an.

Je nach Art und Intensität einer seelischen Störung wird mal das eine, mal das andere Element aus diesem „Rahmenplan" vorherrschen; und auch die Wertigkeit von Stress Release und der Suche nach emotionalen Triggerbegriffen und Prägungsmustern per Muskeltest wird den verschiedenen Indikationen anzupassen sein, wie das folgende Kapitel zeigen wird.

Indikationen

Was die aufdeckende Intervention mit dem Muskeltest und die „Neuordnung“ per Stress Release angeht, lässt sich deren maximaler Wirkungsgrad dort festmachen, wo Einsicht und Veränderungsbemühungen vorhanden sind, *allein* aber nicht ausreichen. Und das ist bei sehr vielen Menschen der Fall, die therapeutische Hilfe suchen, beispielsweise …

- aufgrund psychosomatischer Erkrankungen
- bei psychischen Leiden wie Ängsten, Depressionen, Phobien
- in Sinn-, Lebens- oder Beziehungskrisen
- in Konflikten oder sozialen Problemkonstellationen.

Wenn ich Ihnen im Folgenden *meinen* Ansatz zu verschiedenen Indikationen und einige Behandlungsbeispiele vorstelle, ist mir bewusst, dass zu jeder der Indikationen und Diagnosen unendlich viel mehr zu sagen wäre und dass ich in meinem Kurzauszug, der zudem durch meine persönliche Erfahrung gefärbt ist, niemals alle Facetten, Schweregrade und Eventualitäten erfasse. Auch werde ich hier nicht den ICD10-Diagnoseschlüssel abarbeiten. Meine Schlaglichter beleuchten vielmehr, wie und wo Muskeltest und Stress Release ganz praxisbezogen ihren optimalen Beitrag leisten können. Damit möchte ich Sie konkreter anregen, die psychologische Kinesiologie durch eigene Erprobung kennenzulernen und zu beurteilen.

Psychosomatische Erkrankungen

Um es gleich vorauszuschicken: Die Psychosomatik sehe ich als eine ganz zentrale Domäne des Muskeltests an, der hier Klarheit schaffen und Bezüge herstellen kann wie kein anderes diagnostisches Instrument. Aus diesem Grund steht sie hier auch an erster Stelle.

Längst geht auch die konventionelle Medizin davon aus, dass mehr als zwei Drittel aller Beschwerden, die Menschen in eine ärztliche Praxis führen, zumindest zu einem Teil durch psychische Belastungen entstehen, und einige Vertreter der Psychosomatik wagen sogar anzunehmen, dass bei *jeder* Art von Krankheit eine seelische Disposition mitspielt. Trotz dieser Erkenntnisse bleibt die Psychosomatik nach wie vor eher ein Stiefkind der Medizin – mit einem eigenartigen Zwiespalt: Einerseits werden immer mehr Krankheiten als psychisch (mit)bedingt erkannt, andererseits werden sie eher selten von dieser Seite her behandelt! Selbst „klassische" psychosomatische Erkrankungen wie *Colitis ulcerosa* und *Morbus Crohn* (beides Darmerkrankungen), Bronchialasthma, Migräne, Zwölffingerdarmgeschwür oder Bluthochdruck werden fast ausschließlich medikamentös „eingestellt" – und das oft lebenslang, mit entsprechenden Nebenwirkungen und Kosten.

Hier kann dem Muskeltest eine zweifache Aufgabe zukommen:

- Die erste liegt in seiner Fähigkeit, durch Verbindung zum vegetativen Nervensystem beziehungsweise zum Unterbewusstsein erst einmal zu klären, ob es (aktuell) einen relevanten psychischen Einfluss zu beachten gilt und ob ein psychotherapeutischer Ansatz den Heilungsprozess maßgeblich fördern würde.
  Dies könnte beispielsweise über den Muskeltest-Dialog geschehen, wie er im Anhang in den „Grundlagen des Muskeltests" beschrieben wird. (Es gibt noch andere Möglichkeiten, und zwar im Rahmen eines generellen Check-ups verschiedener Krankheitsursachen mithilfe des Tests, wie ich es in meinem *Praxisbuch analytische Kinesiologie* dargestellt habe.) Die am Arm des Patienten zu überprüfende Aussage könnte dann lauten: „An der Krankheitsentstehung ist ein seelisches Problem maßgeblich beteiligt", und wenn das mit einem starken Muskel bejaht wird, als Nächstes: „Für den Heilungsprozess ist die Bearbeitung des seelischen Problems notwendig (oder: unverzichtbar)."

- Wenn ein relevanter Zusammenhang bestätigt wird, dann gilt es, diese „Botschaft“ des Körpers genauer zu verstehen. Im Kapitel „Die Psyche in Resonanz bringen“ habe ich das schon angesprochen und Ihnen einen Gesprächsleitfaden mit der Eselsbrücke „SUCHEN“ vorgestellt; in vielen Fällen werden Patienten damit oder mit diversen Wortspielen eine passende Spur finden (etwa wenn ihnen etwas „auf den Magen geschlagen“ oder „an die Nieren gegangen“ ist).
  Gerade bei chronischen und komplexen Erkrankungen mit psychosomatischem Hintergrund ist aber ein unmittelbarer Zusammenhang oft nicht zu erkennen. Dann bietet es sich an, frühzeitig den Muskeltest und damit die Suche nach Triggerbegriffen einzubeziehen, die dem Patienten eine Brücke zu seelischen Bezügen bauen können.

Zuvor jedoch und unabhängig vom Test versuche ich den Kranken in seinem Lebensumfeld zu verstehen: In einer psychosozialen Anamnese frage ich allgemein nach den Lebensumständen, nach der Vorgeschichte, nach dem seelischen Befinden und Erleben. Damit erhalte ich ein vielschichtiges Bild, auf dessen Hintergrund sich das Muster, das die Krankheit begünstigt hat, zunehmend abzeichnen kann. (So gehe ich übrigens auch dann vor, wenn Patienten selbst schon einen Zusammenhang vermuten, der möglicherweise nur einen Ausschnitt des Grundmusters zeigt: „Ich bin krank, seit mein Freund mich verlassen hat“ – eine solche Äußerung könnte einen linearen Bezug vermuten lassen, tiefer kommen wir aber vielleicht mit der Erkenntnis: „Ich habe mich immer wieder auf Beziehungen eingelassen, in denen ich herabgesetzt werde.“)

Auf dieser Basis beginne ich die Sitzung mit dem Testen von Triggerbegriffen, wie im Kapitel „Der Muskeltest als Brücke zum Unterbewusstsein“ beschrieben. Kurz zur Erinnerung: Jeder einzelne Meridian wird im Sinne eines Rastertests benannt (oder die dazugehörigen Alarmpunkte werden berührt) und per Muskeltest geprüft. Wo der Arm nachgibt, findet sich eine Störung und dort geht die Suche nach Triggerbegriffen weiter.

Manchmal allerdings bietet es sich an, *direkt* nach dem Nachweis eines psychosomatischen Ursprungs zu suchen – also auch *ohne* die erweiterte psychosoziale Anamnese. Damit knüpfen wir unmittelbarer am Körper an, was einigen Patienten entgegenkommen dürfte, die zunächst nicht so viel vom „Psychologisieren“ halten. Ihnen bietet ein ausgetestetes Schlüsselwort dann die erste Brücke zu den dahinterliegenden Emotionen – wie etwa in dem folgenden Beispiel:

Auf den Magen geschlagen

Ich untersuchte einmal einen jungen katholischen Priester, der unter anhaltenden Magenschmerzen litt. Die klinische Untersuchung zeigte eine schwere Schleimhautentzündung und er bat mich, der Ursache auf den Grund zu gehen. Laut Muskeltest sollte sie ausschließlich psychischer Natur sein.

Dem Geistlichen fiel es nicht leicht, sich daraufhin unbefangen in einem Gespräch zu öffnen. Deshalb bot ich ihm an, einzelne Stressoren auszutesten, als Anhaltspunkte zu seiner Orientierung, ohne dass er sich zu ihnen äußern musste. Über den Magenmeridian kamen wir auf die Begriffe „Kritik“ und „Enttäuschung“, aber auch der Lungenmeridian zeigte eine Belastung an, hier fand sich ein Hinweis auf „Geringschätzung“. Zur Ergänzung fanden wir noch den Begriff „konservativ“ über die Farbe Blau.

Ich bat meinen Patienten, mir zu signalisieren, ob er mit dem Testergebnis etwas anfangen könne, und tatsächlich schien ihm im Zusammenspiel dieser Triggerbegriffe etwas klar geworden zu sein. So führte ich schließlich ein Stress Release durch, ohne zu wissen, um was es dabei ging. Beim Nachtest waren die früheren Stressoren stark, ebenso der Alarmpunkt des Magenmeridians, und ich wollte ihn damit entlassen.

Daraufhin war der junge Priester sehr angerührt und erzählte mir doch noch, um was es sich gehandelt hatte: Er empfand sich in seinem Glauben und seiner Berufung als sehr traditionsgebunden und konservativ. Dies wollte er leben und lehren, er wurde darin von vielen Gemeindemitgliedern bestätigt, stieß aber auch auf einige Widerstände, besonders von ranghöheren Geistlichen, die sich „moderneren" Strömungen in der Kirche verpflichtet sahen. Er fühlte sich besonders aufgrund seines „jugendlichen" Alters nicht berechtigt, seiner Überzeugung frei nachzugehen und diese selbstbewusst zu vertreten, und so war er Kompromisse eingegangen, die ihm aber eigentlich nicht entsprachen und schließlich „auf den Magen schlugen".

Nach diesem Gespräch fühlte er sich verstanden und erleichtert, er wollte erst einmal abwarten und sich vielleicht wieder melden. Ich schwankte zwischen einer gewissen Befangenheit und dem Berührtsein davon, dass er sich mir als Nichtkatholikin anvertraut hatte.

Ein paar Monate später rief er mich an, um Hilfe für einen Freund zu erbitten. Voll Freude berichtete er mir, dass vom Tag unserer Begegnung an die Magenschmerzen abgeklungen waren. Er habe sich offen mit seinen Glaubensbrüdern austauschen können, habe vieles auch an seiner eigenen Haltung noch einmal durchdacht und so habe er in seinem Amt einen stimmigen Weg gefunden.

Es ist gar nicht so selten, dass schon eine einmalige Intervention eine Wende bei einer psychisch bedingten Erkrankung bewirkt, vor allem bei akuten Beschwerden. So mancher Hexenschuss löste sich auf diese Weise, allergische Reaktionen wurden aufgehoben, Neuralgien verschwanden … Chronische Krankheiten sind dagegen mit einem „kurzen Prozess" kaum aus der Welt zu schaffen. Was verständlich ist, denn ein chronischer Verlauf setzt ja voraus, dass über einen längeren Zeitraum die Stimme der Seele auf taube Ohren gestoßen und dass aus einer anfänglich akuten Störung schließlich eine permanente geworden ist. Eine chronische körperliche Manifestation ist demnach eher „das letzte Wort" seelischer Ermahnungen, wenn frühere Signale auf der psychischen Ebene nicht ausreichend durchdringen konnten. (Man kann das natürlich auch wissenschaftlich formulieren: als psychische Verdrängung mit nachfolgender Somatisierung …)

Daraus folgt zum einen, dass hinter chronischen Krankheiten durchweg ein *wesentliches* und damit *großes* Thema des Patienten steht, und zum anderen, dass die Verdrängungsmechanismen stark sind. Trotz wirkungsvoller Unterstützung mit psychologischer Kinesiologie müssen sich Patient und Therapeut deshalb in der Regel auf einen längeren Weg einstellen, der die Dauer eines Jahres überschreiten kann und unterwegs möglicherweise mühsame Streckenabschnitte bereithält, weil die aktiv geforderten Beiträge des Patienten nicht immer leicht umzusetzen sind. Das Wissen, dass es Zeit braucht, wirkt dann der Tendenz entgegen, nach einigen wenigen Sitzungen „das Handtuch zu werfen", falls der große Durchbruch noch nicht erreicht ist.

Hartnäckige Körpersignale

Während eines unserer Seminare über Farblichttherapie fragte mich ein Teilnehmer, ob er seine Ehefrau zur Behandlung mitbringen dürfe, sozusagen als Demonstrationsfall. Als Gabriele H. am darauffolgenden Tag mitkam, wirkte sie leidend, verbittert und verschlossen – eher überredet als überzeugt von unserem Therapieangebot. Sie litt seit 20 Jahren an extremen Schmerzen im Nacken und konnte den Kopf nur wenige Zentimeter drehen oder neigen. Die Farblichtbehandlung verschaffte ihr nach Aussage des Ehemanns leichte Linderung.

Kurze Zeit später bat Frau H. um einen Behandlungstermin in meiner Praxis. Sie berichtete, dass ein Bandscheibenvorfall nachgewiesen sei, und alle konventionellen Therapien hatten bislang versagt, Schmerzmittel linderten den Schmerz nur in hoher Dosis für wenige Stunden.

Laut Muskeltest war der Ursprung für diese körperlich manifeste Veränderung ausschließlich psychischer Natur! Frau H. war seit 22 Jahren verheiratet, ihr Mann leitete die chirurgische Abteilung einer großen Klinik, sie selbst arbeitete als angestellte Anwältin in einer Kanzlei. Sie lebten mit ihren drei Söhnen auf einem großen ländlichen Anwesen, mit dem sich ihr Mann einen Lebenstraum verwirklichen wollte, das aber zu einer Dauerbaustelle verkam. Eine Haushaltshilfe lehnte ihr Mann ab, da er keine fremden Personen in seinem Privatbereich duldete. Neben Beruf und eigener Familie kümmerte sich Gabriele H. um ihre Eltern, die ständig ihre Unterstützung einforderten. Dass sie mit all dem „zu viel am Hals" hatte, wunderte auch sie selbst nicht.

Der Muskeltest führte mit den Triggerbegriffen „Empörung", „Verantwortung" und „selbstgerecht" sowie mit dem Hinweis auf das 5. Lebensjahr tiefer in ihre Familiengeschichte: „Meine Mutter ‚stirbt' seit 40 Jahren – und ich sollte mich immer nicht so ‚anstellen', wenn ich mal hingefallen oder krank war. Und mein Vater, der Hitzkopf, brachte sich schon damals dauernd in Schwierigkeiten, die wir als Familie dann ausbaden mussten!" Sie erzählte zahlreiche Szenen aus der damaligen Zeit, die dazu passten, und im abschließenden Stress Release konnten endlich ihre bis dahin ungeweinten Tränen fließen.

Wir vereinbarten eine Rückmeldung nach einer Woche: Die Schmerzen hatten nachgelassen. Da Frau H. in der Bearbeitung verstanden hatte, wo sie mehr auf sich selbst zu achten hatte, wollte sie das zunächst allein umsetzen. Zwei Monate später berichtete sie, dass es „ein zäher Kampf" sei, immer wieder beharrlich Grenzen zu ziehen, aber es gelang ihr immer besser und sie fühlte sich ermutigt. Die Nackenbeschwerden wurden parallel dazu immer weniger.

Nach weiteren drei Monaten kam Frau H. psychisch aufgelöst in die Praxis – nicht wegen der Nackenprobleme, sondern mit heftigen Magenschmerzen. Ihr Vater war nach einer selbst inszenierten Prügelei ins Krankenhaus gekommen und erwartete nun, dort von seiner Tochter umsorgt zu werden. Sie besuchte ihn so oft wie möglich, trotz ihrer knappen Zeit. Doch ihm war das nicht genug, er machte ihr ständig Vorwürfe, ihn zu vernachlässigen.

Der Muskeltest leitete uns ins 6. Lebensjahr, verbunden mit den Begriffen „Kritik", „Enttäuschung", „unerreichbar". Noch einmal wurde Gabriele H. schmerzhaft bewusst, wie sie sich als Kind immer bemüht hatte, den Anforderungen des Vaters gerecht zu werden, ohne dass sie ihnen genügen konnte – und dasselbe Spiel hatte sich mit ihrem Ehemann fortgesetzt.

Drei Jahre später traf ich Gabriele H. zufällig auf der Straße. Ich hätte sie kaum wiedererkannt: Mir stand eine offene, fröhlich strahlende Frau gegenüber! Bei einer Tasse Kaffee erzählte sie, wie sich ihr Leben weiterentwickelt hatte: Konsequent hatte sie begonnen, schrittweise all das umzusetzen, was ihr in unseren Sitzungen klar geworden war; das hatte die Beziehung zu ihrem Mann streckenweise arg belastet. Aber es gelang und beide fanden ihre Ehe zwar nicht immer bequem, aber sie fühlten sich einander näher als je zuvor und wollten die Veränderung nicht missen. Dass inzwischen eine Haushaltshilfe eingestellt wurde, empfanden beide als große Erleichterung.

Mit ihren Eltern hatte Gabriele H. sich ausgesöhnt, die Mutter war inzwischen verstorben, der Vater war auf eigenen Wunsch in ein Seniorenheim gezogen, wo sie ihn – nach ihrer eigenen Entscheidung – hin und wieder besuchte. Nackenschmerzen hatte Frau H. weiterhin so gut wie nicht mehr, ihr Leben war erfüllt und sie war zufrieden.

Da ich den Einsatz von Muskeltest und Stress Release gerade in der Psychosomatik für so besonders wertvoll und effizient halte, möchte ich dies mit ein paar weiteren Beispielen aus der Praxis illustrieren:

Unter Druck

Bei einer jungen Frau bestand auf der Basis einer Niereninsuffizienz eine schwere Hypertonie, die trotz Kombination mehrerer hochpotenter Antihypertensiva nicht befriedigend einzustellen war. Die ursachenorientierte Untersuchung wies auf einen ausschließlich emotionalen Ursprung hin – was mir, vor allem auf dem Hintergrund meiner mehrjährigen Tätigkeit als Dialyseärztin, äußerst fragwürdig erschien. Dennoch begaben wir uns auf die Suche nach den Konflikten und Stressfaktoren in ihrer Lebenssituation. Wir trafen uns in fünf Sitzungen, über ein dreiviertel Jahr verteilt. Dann hörte ich nichts mehr von ihr.

Eineinhalb Jahre nach unserer letzten Begegnung meldete sie sich wieder für einen neuen Termin. Sie berichtete, dass ihr Blutdruck seit über einem Jahr stabil sei – ohne Medikamente! Diese habe der behandelnde Nephrologe schrittweise absetzen können, weil ihr Blutdruck sich vollständig normalisiert habe …

*

Zufallsbefund

Eine 60-jährige Ärztin kam wegen eines langjährigen Angstsyndroms in meine Praxis, das wir über die Lösung von Altlasten bearbeiteten. Knapp ein Jahr später rief sie mich sehr aufgeregt an: Sie sei zur Routinekontrolle gewesen – wegen eines auffälligen Knochenherdes, der als Metastase eines früheren

Schilddrüsenkarzinoms galt. Skelettszintigrafie und Kernspintomografie waren anderthalb Jahre zuvor eindeutig pathologisch gewesen. Aber: Der damals nachgewiesene Herd sei jetzt nicht mehr aufzufinden! Sie selbst brachte diesen Befund zweifelsfrei mit ihren psychischen Lösungsprozessen in Verbindung – andere Behandlungen hatten nicht stattgefunden.

*

Keine Luft zum Atmen

Ein selbstständiger Kaufmann mittleren Alters litt an schwerem Bronchialasthma, das durch Ausleitung von Schadstoffen bereits etwas gebessert war; nun stand noch der psychische Aspekt zur Bearbeitung an: Er hatte sehr unter seiner dominanten Mutter gelitten, sich eine ebensolche Ehefrau gewählt und traute sich nicht, „den Mund aufzumachen", geschweige denn, eigene Bedürfnisse anzumelden. Wir trafen uns innerhalb eines halben Jahres fünfmal, bis er den Weg zu einem befreiten Selbstausdruck und einem ehrlichen Umgang in seiner Partnerschaft gefunden hatte. Asthmamedikamente benötigt er seitdem nicht mehr.

Und dann waren da noch … die Teilnehmerin einer Ausbildungsgruppe, deren mehrere Wochen anhaltende gynäkologische Blutung nach einer einzigen Sitzung mit psychologischer Kinesiologie sistierte, und die ärztliche Kollegin, deren klinisch instabiles Knie bei objektiver Bänderschädigung nach Bearbeiten eines seelischen Problems wieder zum Tennisspielen belastbar war, oder meine eigene Perikarditis, deren sämtliche Befunde (EKG, hörbare Reibegeräusche) sich nach einer schwierigen, aber wichtigen Entscheidung umgehend normalisierten …

Sie möchten weitere Beispiele hören? Zahlreiche allergische und sonstige autoimmune Reaktionen verschwanden unter therapeutischer Begleitung, ebenso viele Schmerzsyndrome, eine chronische

Sinusitis heilte weitgehend aus und das eine oder andere Mal kamen schwerwiegende Erkrankungen (wie metastasierende Karzinome) zum Stillstand oder zur Rückbildung …

Zu guter Letzt noch eine ausführlichere psychosomatische Heilungsgeschichte:

Vom Nutzen der Migräne

Petra K. suchte mich wegen jahrzehntelanger Migräne auf. Sie hatte schon einiges an Therapieversuchen – konventionell und naturheilkundlich – hinter sich und bekam aktuell von ihrem Hausarzt ein noch nicht zugelassenes Medikament, das sie jedoch nicht vertrug. Der Muskeltest belegte einen psychischen Hintergrund der Migräne.

Frau K. war seit 25 Jahren mit einem selbstständigen Unternehmer verheiratet und betreute Haus und Familie sowie viele Geschäftsgäste; außerdem arbeitete sie stundenweise im Büro ihres Mannes mit. Sie fühlte sich sehr zufrieden und glücklich, ihren Mann beschrieb sie als äußerst liebevoll und dynamisch, die Beziehung als gut, Probleme gebe es nicht.

Die Triggerbegriffe unserer ersten Sitzung mit dem Muskeltest waren „Einfühlungsvermögen“, „Selbstachtung“, „unverstanden“ und „Sexualität“. Petra K. ließ die Begriffe lange auf sich wirken, bis sich eine sinnvolle Verbindung zwischen den Begriffen erschloss: Sie liebte ihren Mann sehr und war glücklich, dass sie für ihn noch ebenso attraktiv war wie zu Beginn ihrer Ehe. Da sie ihn nicht verletzen wollte, fügte sie sich seit Jahren seinen sexuellen Wünschen, die nicht ihrem Bedürfnis entsprachen. Ihr Mann war sexuell sehr aktiv und sie konnte sich mit der Häufigkeit seiner Annäherung und auch mit einigen seiner Praktiken nur schwer arrangieren. Ihr wurde mit einem Mal klar, dass die Migräne ein willkommener Anlass war, sich hin und wieder seiner „Werbung“ zu entziehen.

Das Stress Release zu der angesprochenen Situation führte zunächst einmal dazu, dass sie sich selbst die Migräne als vorübergehende „Fluchtreaktion" zugestand, da sie vorerst noch keine gangbare Alternative vor Augen hatte. In einer weiteren Sitzung widmeten wir uns ihrer äußerst prüden Sexualerziehung: Das Einzige, was im Elternhaus dazu gesagt wurde, waren Kommentare der Mutter wie diese: Eine Frau „müsse so etwas nun mal über sich ergehen lassen" – und Strafandrohungen für den Fall, dass sie „sich ein Kind machen" lasse.

Mit dieser Vorgeschichte traf sie ihren Mann, einen feurigen und fantasiereichen Liebhaber, der sie mit sexuellen Neigungen konfrontierte, die ihr fremd waren. Die freizügigen Darstellungen in den Medien bestärkten in ihr zusätzlich die Überzeugung, dass sie „verkorkst" sein musste, wenn sie diesen Bildern nicht entsprach. Zwischen diesen beiden Polen schwankte sie und fand dazwischen keine Gelegenheit, eigenen Vorstellungen und Bedürfnissen nachzuspüren.

Ein Stress Release zu dieser unüberbrückbar erscheinenden Kluft verschaffte ihr Zugang zum eigenen Körper, zum Empfinden eigener Lust oder Ablehnung. Sie begann zu spüren, ob ihr selbst nach Sexualität zumute war, ob sie bereit war, sich ihrem Mann zuliebe auf Intimität einzulassen, oder ob sie gerade partout keine Lust auf Sex hatte.

Diese Entwicklung blieb nicht ohne Folgen für die Beziehung. Ihr Mann fühlte sich durch das veränderte Verhalten seiner Frau zurückgestoßen und abgelehnt, eine Krise bahnte sich an. Petra K. bekam Angst, ihre Beziehung aufs Spiel zu setzen, fühlte sich aber andererseits nicht mehr in der Lage, ihre eigenen Empfindungen ständig zurückzustellen. Die Migräne trat inzwischen jedoch wesentlich seltener auf!

Dieser Konflikt führte an die Wurzeln von Selbstachtung, Selbstbewusstsein, Selbstvertrauen und damit in die frühe Kindheit. Ihr war nie zugestanden worden, eine eigene Meinung zu haben oder eigene Wünsche zu äußern. Ablehnung und Strafe waren damals die Folgen. Wir konnten auch diese alte Verbindung mit Stress Release lösen.

Frau K. gelang es daraufhin immer besser, ihren eigenen Standpunkt zu vertreten, ohne zu verletzen oder sich verletzt zu fühlen. Insgesamt zwei Jahre durfte ich Petra K. auf ihrem Weg begleiten, alle vier bis sechs Wochen haben wir uns getroffen. Als sie sich schließlich verabschiedete, weil sie sich in der Lage sah, den Weg allein weiterzugehen, hatte sich ihr Leben spürbar geändert:

Ihre Partnerschaft war direkter geworden und hatte deutlich an Spannung zugenommen, im doppelten Sinn. Sie war nicht mehr die bequeme Haushälterin und Geliebte, sondern eine reife und attraktive, selbstbewusste Frau. Beide Partner empfanden ihre Ehe als frischer und reicher als vorher; allerdings schränkte der Ehemann ein, dass früher einiges unkomplizierter für ihn gewesen sei; dennoch wollte er nicht mehr in die alte Situation zurück.

Das Thema Sexualität blieb weiterhin eine Herausforderung, ehrliche Lösungen zu finden. Herrn K. erkannte durch die Anstöße seiner Frau, dass er Sex oft nur als Kompensation für beruflichen Stress benutzt hatte, und seitdem traf es ihn weniger, wenn seine Frau kein Bedürfnis verspürte. Andererseits gingen seine Vorstellungen und Wünsche weiterhin nicht immer konform mit denen seiner Frau – aber sie lernten, sich einander aufrichtig mitzuteilen und auch kontroverse Gefühle des Partners zu akzeptieren.

Petra K. nahm seit Beginn der psychischen Aufarbeitung keine starken Medikamente gegen die Migräne mehr, trotzdem wurden die Anfälle immer seltener, und als wir uns trennten, hatte sie ein oder zwei Tage im Monat Kopfschmerzen, die sie im Vergleich zu früher durchaus erträglich fand.

Psychische Beschwerden und Störungen

Dass psychische Störungen in der westlichen Welt sprunghaft zunehmen, wie es zahlreiche Statistiken inzwischen belegen, dürfte durchaus Gründe in größeren gesellschaftlichen Zusammenhängen haben, von wirtschaftlichen Zwängen über Zeitdruck und Reizüberflutung bis zu allgemeiner Sinnentleerung und Werteverlust. Dennoch ist es immer der Einzelne, der aufgrund von Angst, Depression, Stress, Burn-out (oder auch aufgrund psychosomatischer Symptome) therapeutische Hilfe sucht, und nur mit ihm können wir arbeiten. Veränderung kann er nur bei sich selbst vollziehen – aber in dem Sinne, dass eine Gesellschaft ja aus einer Vielzahl von Individuen besteht, werden es letztlich Individuen sein, die auch hier weitergehende Veränderungen anstoßen können.

Diesen Blick über das Individuum hinaus auf seine Einbindung in einen gesellschaftlichen Kontext erleben Patienten oft als eine große Entlastung: Sie können sich zugestehen, dass manche Lebensumstände objektiv (und nicht nur aufgrund persönlicher Defizite) schwierig und manchmal kaum erträglich sind. Indem sie angesichts vielschichtiger Überforderungen viele psychische Reaktionen als „normal" erkennen können, fällt es ihnen leichter, ihre eigenen Probleme im Kontext dieses Systems zu betrachten und sich eigenen Veränderungsmöglichkeiten zu stellen.

Ängste

Angst begegnet uns immer wieder im Leben. Sie ist unvermeidbar, ein mehr oder weniger präsenter Begleiter, weil das Leben nun einmal „lebensgefährlich" ist. So sind Ängste im Prinzip sogar gesunde Warnsignale. Andererseits bauen Ängste irreale Hürden auf, wie sie auch hinter den immer wieder erwähnten Prägungsmustern und Verhaltensreaktionen stehen. (Angst, verlassen zu werden; Angst vor Blamage; Angst, nicht verstanden zu werden, zu kurz zu kommen, schuldig zu sein …)

Angst reicht von einem leisen Unbehagen bis zu ausgeprägten Panikattacken mit heftigen vegetativen Körperreaktionen. Wo immer sie jemanden in unangemessener oder übersteigerter Form überfällt, wird sie zu einer großen Qual.

Wer mit Angst in eine Praxis kommt, trägt diese anfangs fast immer mit in die therapeutische Beziehung hinein. Deshalb steht bei den ersten Begegnungen an, diesen angstvollen Menschen zu stabilisieren und Vertrauen in die Beziehung aufzubauen. Das Stress Release kann diesen Prozess schon früh unterstützen. Aber mit dem Muskeltest halte ich mich zunächst zurück, selbst wenn Patienten unbedingt „endlich wissen wollen, was dahintersteckt". Solange die Spannung groß ist und die Emotionen aufgewühlt sind, ist ohnehin kein distanzierter und klarer Blick in die Tiefe möglich, und außerdem möchte ich ohne vorangegangene Stabilisierung nicht das Risiko eingehen, mit den ausgetesteten Triggerbegriffen sozusagen in ein Wespennest zu stechen. Hinzu kommt noch, dass Patienten, denen der Muskeltest fremd ist, mit diesem Instrument erst einmal vertraut gemacht werden müssen.

Um die „unruhige See der Seele" zu besänftigen, gebe ich als ersten entscheidenden Schritt dem Patienten etwas an die Hand, wodurch er selbst einen anderen Umgang mit der Angst findet. Es würde das Thema dieses Buches sprengen, hierauf detailliert einzugehen. Nur in kurzen Stichworten möchte ich erwähnen, was Sie gegebenenfalls in entsprechender Fachliteratur oder in Ausbildungsseminaren weiter vertiefen können:

Ich vermittle dem Patienten Selbsthilfemaßnahmen vor allem zur Selbstdistanzierung, verbunden mit einem bewussten, veränderten Umgang mit Gedanken und inneren Bildern, also ein „Trainingsprogramm" für seine „Gedankenkultur". Meistens entwickle ich mit ihm auch einen Rahmenplan, der ihm Wahlmöglichkeiten eröffnet (wenn es auch nur winzig kleine sind). Das könnte etwa so aussehen: „Mache ich erst mal einen Spaziergang mit dem Hund und sehe dann weiter, was die Angst macht?" Oder: „Wenn es nicht besser wird, rufe ich Heide an." Immer überlegen wir uns auch einen

„Notausgang“, etwa die Einnahme eines Medikaments und die Telefonnummer eines Notdienstes. Eventuell rate ich zu den Rescue-Tropfen der Bach-Blütenessenzen und manche Patienten leite ich auch in der Anwendung des Stress Release zur Selbsthilfe an. Das Erstaunliche: Sobald solche Nothilfemaßnahmen bewusst zur Disposition stehen, ist es selten nötig, sie in Anspruch zu nehmen …

Es ist tatsächlich nach meiner durchgängigen Erfahrung fast immer das eigene *Verhalten* gegenüber der Angst, das dem Patienten die „Angst vor der Angst“ nehmen kann oder sie deutlich reduziert, und damit wächst die Chance, Herr über die Angst zu werden, statt ihr ohnmächtig ausgeliefert zu sein.

Nach einer Phase der Stabilisierung gehe ich dann mit Unterstützung des Muskeltests den Erfahrungen nach, die der Angst zugrunde liegen. Die Bandbreite solcher Erfahrungen ist groß: etwa real erlebte Gefährdungen auf der einen Seite, aber auch ein Mangel an Herausforderungen, am Sich-bewähren-Können auf der anderen Seite, bis hin zur Angst als Warnsignal, das jemanden von einem falschen Lebensweg zurückholen soll.

Generalisierte Verlustangst

Katrin P., eine wache, intelligente und lebendige Frau, suchte Hilfe wegen Panikattacken, die sie seit etwa zwei Jahren verfolgten. Ihr Mann arbeitete oft längere Zeit im Ausland und sie wurde immer wieder von der Angst überfallen, ihr könne etwas zustoßen (zum Beispiel bei einem Flugzeugabsturz) und ihre beiden kleinen Kinder müssten vielleicht in ein Heim oder Schlimmeres …

Bei der ersten Begegnung entwickelten wir ganz pragmatische Überlegungen, angefangen vom Verhalten in konkreten Angstsituationen bis zu der „Hausaufgabe“, gemeinsam mit dem Ehemann vorsorglich zu durchdenken, wie es in eventuellen Notfällen für die Kinder weitergehen sollte.

Als wir uns vier Wochen später wiedersahen, waren die Angstattacken seltener und schwächer geworden. Sie fühlte sich tatsächlich sicherer, nachdem sie mit ihrem Mann und mit ihrer Schwester gesprochen hatte, die sofort verbindlich zusagte, die Kinder im Notfall als ihre eigenen anzunehmen. Dieser Anteil der Angst hatte offenbar einen berechtigten, warnenden Charakter.

Nachdem etwas mehr Ruhe bei ihr eingekehrt war, kam Katrin P. nun zum tieferen Nachspüren der Ängste. Sie sah ihr problematisches Verhältnis zu ihrer Mutter, von der sie sich nicht „abnabeln" konnte, und sie erkannte, dass sie ihren geliebten Mann immer wieder aus unerklärlichen Gründen „bis aufs Blut" provozierte. Noch einmal sprachen wir mögliche konkrete Schritte zur Veränderung an.

Als sie zwei Monate später wieder in die Praxis kam, berichtete sie, dass ihre Bemühungen immer wieder fehlgeschlagen seien. Es gelang ihr nicht, ihr Verhältnis zur Mutter nennenswert zu verändern, und auch ihrem Mann gegenüber rutschte sie immer wieder in das alte zerstörerische Verhalten. Per Muskeltest suchten wir nach Triggern und stießen auf „Zuneigung", „Aufmerksamkeit" und das vierte Lebensjahr. Zu dieser Zeit war ihr Bruder geboren, der von Anfang an das Sorgenkind der Familie war und alle Zuwendung auf sich zog.

Beim Stress Release spürte Frau P., wie sehr sie seitdem unter der emotionalen „Abwesenheit" der Mutter gelitten hatte und wie viel Angst sie hatte, die Mutter ganz zu „verlieren". Sie sah auf einmal Parallelen zu der Angst, die sie auf ihre eigenen Kinder projizierte. Und sie verstand, dass sie immer noch innerlich an ihrer Mutter „rüttelte", damit sie sich endlich auch ihr zuwendete. Dasselbe übertrug sie auf ihren Mann, dem sie unterstellte, ihr die Zuwendung vorzuenthalten; das stellte sie dann so lange mit ihren Provokationen auf die

Probe, bis er schließlich wütend wurde und ihre unterstellte Ablehnung zu bestätigen schien …

Soweit ich es verfolgen konnte, geht es den Eheleuten und der Familie insgesamt heute gut.

Je nachdem, wie tief und in welcher Prägungsphase die Ängste wurzeln, wird sich auch die Zeit und Intensität der therapeutischen Begleitung unterscheiden:

Missbrauchstrauma

Eine Patientin, Mutter von drei kleinen Kindern, behandelte ich über einen längeren Zeitraum wegen extremer Ängste und Selbstunsicherheit. Ich lernte sie als verschüchtertes, unscheinbares Wesen kennen. Eine vorübergehende „Abhängigkeit" von der Arbeit mit der Kinesiologie und unseren Sitzungen im Abstand von drei bis vier Wochen halfen ihr, das Trauma eines jahrelangen widerwärtigen sexuellen Missbrauchs – bewusst von der Mutter toleriert und offensichtlich sogar genossen – zu überwinden und immer mehr zu sich selbst ja zu sagen.

Inzwischen ist sie eine selbstbewusste Frau, äußerlich attraktiv (was sie lange mit dem Outfit einer „grauen Maus" verborgen hatte) und lebendig, innerlich bereit, sich den Problemen des Lebens zu stellen, auf eigenen Beinen einen eigenen Weg zu gehen. „Patientin" ist sie schon lange nicht mehr, und wenn ich sporadisch in Weihnachtsgrüßen von ihr höre, dann ist ihr Leben nicht immer einfach, aber sie ist in der Lage, ihre Herausforderungen zu meistern und gestärkt aus ihnen hervorzugehen.

Phobien

Ein spezieller Fall von Angst ist die Phobie. Auch wenn sie sich nicht messerscharf von anderen Formen der Angst abgrenzen lässt, hat sie in meiner Arbeit mit dem aufdeckenden Muskeltest einen besonderen Status.

Phobien zeichnen sich durch zweierlei aus: Zum einen sind sie in der Regel „dankbare" Indikationen mit recht großer Erfolgschance. Zum anderen sind sie „zwei-deutig": Sie können verursacht sein durch ein *reales* Erlebnis in Verbindung mit dem Objekt der Phobie (diese Form könnte man als „lineare Phobie" bezeichnen) oder sie drücken *symbolisch* einen tiefer liegenden Konflikt oder eine nicht zugestandene seelische Erlebensweise aus („analoge Phobie"). Im ersten Fall kommt ausnahmsweise die konkrete Suche nach Ereignissen zum Zuge und hier wird die Therapie zum Highlight, wenn sich mit einer einzigen Sitzung die Phobie in Luft auflöst!

Vogelphobie

Ich hatte eine junge Frau schon eine Weile durch eine schwere Lebenskrise begleitet und vieles hatte sich erst innerlich, dann äußerlich zum Guten gewendet. Eines Tages bat Petra L. um einen Termin „in einer peinlichen Angelegenheit". Sie druckste eine Weile herum, bis sie sich schließlich traute zu erzählen, dass sie „seit Ewigkeiten" an einer Vogelphobie litt. Das sei ihr so peinlich, dass sie das Problem niemandem eingestehen mochte. Ihre Angst ging so weit, dass sie die Straßenseite wechselte, wenn auf ihrer Seite des Gehsteigs Tauben saßen.

Bislang war sie dieser Angst im wahrsten Sinne des Wortes aus dem Weg gegangen, nun aber hatte sie eine wunderschöne Wohnung gefunden, die sie nicht wegen der „albernen Vogelangst" aufgeben wollte. Diese Wohnung lag im Dachgeschoss und vor ihren Gaubenfenstern turtelten ständig Tauben …

Der Muskeltest ergab als Triggerbegriffe „Panik“ und „bedroht“, die zwar ihr Empfinden beschrieben, uns aber nicht wirklich weiterbrachten. In der Hoffnung auf besseres Verständnis testeten wir die Zeitzuordnung und bekamen einen Hinweis auf das zweite Lebensjahr. Auch das schien nicht weiterzuhelfen. Über die Lebensumstände erfuhr ich nur, dass Petra L. auf dem Bauernhof ihrer Großeltern aufgewachsen war. Mehr kam nicht zum Vorschein und die Vogelphobie ließ sich mit keiner Erinnerung konkret oder symbolisch verknüpfen.

Wir entschieden, dass ein Stress Release auf keinen Fall schaden könne, auch wenn wir unser Arbeitsergebnis als unvollständig und unverständlich betrachteten. Zuvor ließ ich Frau L. noch einmal an die Vögel vor ihren Fenstern denken und testete den Arm: Wie erwartet gab er nach. Während des Stress Release zeigte Petra L. eigenartige Körperreaktionen: erst Unruhe, dann ein Zusammenzucken, gefolgt von Lachen und zum Schluss ein fast schon verschmitztes Lächeln – seltsam.

Nach dem Release brach es aus ihr heraus: „Plötzlich war ich ein Kleinkind im Laufstall, den Oma auf die Wiese vor dem Haus gestellt hatte. Ich weiß, das war öfter so, ich konnte irgendwie dabei sein und war gleichzeitig in Sicherheit. Ich hatte mich gerade an den Gitterstäben hochgezogen, da flog auf einmal ein riesiges gackerndes Huhn vor mir hoch und setzte sich direkt auf das Laufgitter! Das war so ein Schreck, richtig bedrohlich, dieses Riesenvieh! Nach dem ersten Schrecken musste ich lachen und mir fiel ein, wie klein die Tauben und Spatzen auf dem Dach doch sind im Vergleich mit dem Riesenhuhn auf dem Laufgitter – und wie groß ich inzwischen geworden bin.“

Monate später erhielt ich von ihr die Nachricht, dass Frühling und Sommer in der Dachwohnung von viel Vogelbesuch begleitet waren, ohne dass es sie in Angst und Schrecken versetzt hätte …

Weit häufiger als ein einzelnes Erlebnis liegt hinter einer Phobie – Sie werden es schon ahnen – ein komplexerer Hintergrund. „Analoge Phobien“ habe zumindest ich in meiner Praxis viel öfter erlebt als lineare. Da steckt hinter der Hundephobie seltener die riesige Hundeschnauze, die neugierig in den Kinderwagen schnuppert; öfter ist es vielmehr ein „bissiger“ Vater, der streng sein „Rudel“ führt; und eine vereinnahmende Mutter kann durchaus in eine Spinnenphobie übertragen werden (beide Beispiele stammen aus meiner Kursarbeit). Diese Art von Symbolik ist keineswegs ungewöhnlich, denn auch in unseren Träumen drückt sich das Unterbewusstsein ja immer wieder symbolhaft aus.

Klaustrophobie

Im Rahmen eines Ausbildungsseminars in Innsbruck bot ich eine „Live-Sitzung“ mit einer Teilnehmerin an. Sonja litt an einer Klaustrophobie, die sich ganz besonders als Flugangst ausdrückte, aber auch in Fahrstühlen auftrat.

Ich bemühte mich, durch Nachfragen diese Phobie besser zu verstehen. Dabei erfuhren wir, dass nicht die Angst vor Katastrophen (wie ein Flugzeugabsturz) Sonja zu schaffen machte, sondern Angst vor Einengung, Angst, „nicht abhauen zu können“. In der erweiterten Anamnese berichtete sie dann, dass sie auch Einengung durch persönliche Bindungen vermied und lieber solo war, trotz ihrer Sehnsucht nach Partnerschaft. Mit Blick auf ihre Kindheit erfuhren wir, dass sie in einem Dorf in Tirol aufgewachsen war, in dem die Erbfolge über die weibliche Linie ging: Die Männer „hatten ihren Job zu machen“, die Frauen verfügten über Besitz und straffes Regime. Weltoffenheit oder auch nur der Kontakt zu anderen Dörfern im Umkreis waren verpönt.

Schon während des Gesprächs ging Sonja ein Licht auf, nämlich dass ihre innere Panik vor Einengung aus dieser Kindheitserfahrung nur allzu verständlich wurde und sehr wenig mit Fahrstühlen und Flugzeugen zu tun hatte. Dass ein Stress Release angezeigt war, lag auf der Hand, auch ohne dass wir Triggerbegriffe getestet hatten.

Ein Vierteljahr nach dem Seminar bekam ich eine E-Mail von Sonja: Sie hatte einen Mann kennengelernt und sich in ihn verliebt. Er war Hobbypilot – und sie hatten gemeinsam ihre ersten Rundflüge über den Alpen genossen …

Welchen Sinn hätte in einem solchen Fall ein Konfrontationstraining gehabt, das mit viel Aufwand die Angst „abgewöhnen" soll und das unter anderem in der Psychotherapie gängig ist? Oder ein Stress Release mit der Vorstellung eines *Fluges*? – Wenn es uns stattdessen gelingt, die *Bildhaftigkeit* einer speziellen Phobie zu verstehen, können wir zum eigentlichen Kern der Botschaft durchdringen. Und diese Botschaft sucht einen Heilungsweg, sonst würde sie sich nicht immer wieder mithilfe unseres Unterbewusstseins in unseren Alltag einmischen.

Insofern wage ich zu behaupten, dass Ängste öfter als geahnt entscheidende Wegweiser zu einem Heilungsprozess sein können …

Angst vor plötzlichem Herztod

Eine vierzigjährige Patientin kam zu mir mit Herzbeschwerden im Sinne einer Herzphobie: Sie hatte ständig Angst, ihr Herz könne aufhören zu schlagen. Sie klammerte sich ängstlich an jeden Therapeuten, sowohl für sich wie auch für ihren kleinen Sohn, um den sie sich ständig sorgte. Sie verbrachte den größten Teil ihrer Zeit in Warte- und Behandlungszimmern von Ärzten aller Fachrichtungen.

Im Gespräch und mit gezieltem Einsatz des Muskeltests bearbeiteten wir ihre Kindheitserfahrung, dass ihre Mutter immer damit gedroht hatte, sie werde wegen der Ungezogenheit ihrer

Tochter noch frühzeitig ins Grab kommen. Seit die Mutter eines Tages an plötzlichem Herztod verstarb, quälte die Tochter sich mit Schuldgefühlen …

In der anfänglichen Stabilisierungszeit sahen wir uns alle zwei Wochen, später in größeren Abständen, mehr als zehn Sitzungen waren es insgesamt nicht. In diesem Prozess verlor die Patientin allmählich ihre Schuldgefühle und ihre ängstliche Fixierung auf Körperempfindungen. In den drei Jahren, in denen ich anschließend noch sporadisch von ihr hörte, hatte sie weder für sich noch für ihren Sohn einen Arzt aufgesucht.

Depressionen

Was ich zum „Sinn der Ängste" gesagt habe, gilt aus meiner Sicht in ähnlicher Weise auch für Depressionen, ja, sogar in noch dringlicherem Maße: Immer wieder habe ich Depression als einen Hinweis darauf beobachtet, dass im Leben etwas falsch läuft, und zwar grundlegend. Ich gehe davon aus, dass in vielen Fällen die Depression der verzweifelte Versuch der Seele ist, auf etwas Wesentliches, etwas „Heil-Suchendes" hinzuweisen.

Ich bin mir sehr wohl dessen bewusst, dass manche Depressionen organisch bedingt sein können, und ich schließe auch nicht aus, dass hin und wieder Depressionen jemanden „aus heiterem Himmel", ohne inneren Zusammenhang anfallen. Aber ich weigere mich, entgegen mancher wissenschaftlichen These – Depression generell als eher zufällig oder gar als ein primär biochemisches Problem zu betrachten. So, wie sich Verdauungsenzyme – labortechnisch messbar – beim Duft von Pflaumenkuchen ansammeln und die Sexualhormone auf Berührung oder Fantasien reagieren, so halte ich ein Mehr oder Weniger von Serotonin oder Melatonin oder sonstigen Neurotransmittern nicht für den *Ursprung*, sondern für den biochemischen *Ausdruck*, der mit der Depression *einhergeht* – also für eine stoffliche *Begleiterscheinung*. Dementsprechend gehört nach meinem

Verständnis die Behandlung von Depression weniger in die Chemie als in die Psychotherapie. Das gilt auf jeden Fall für alle leichteren und mittelschweren depressiven Phasen, aber auch für manche schwere Depression.

Als Kind unerwünscht

Eine junge Mutter kam ein halbes Jahr nach der Entbindung ihrer Tochter zu mir wegen einer anhaltenden schweren Depression, die als Wochenbettpsychose eingeordnet und in engen Zusammenhang mit den hormonellen Veränderungen gebracht wurde.

Der Muskeltest öffnete den Blick auf die Erfahrung, dass sie selbst als Kind unerwünscht gewesen war und ihre Mutter nach der Geburt keinen Kontakt zu ihr aufnehmen konnte, sodass sie zunächst von einer Pflegerin versorgt wurde.

Diese tief abgespeicherte Erfahrung wurde, ohne dass sie sich bewusst daran erinnerte, durch das eigene Kind immer wieder berührt. Erleichtert sah sie diesen Zusammenhang und ein Stress Release verankerte ihre Einsicht, dass ihre emotionale Reaktion nach der Geburt ihrer Tochter durch und durch verständlich war. Sie begann zu üben, in ihren inneren Bildern zugleich mit ihrem realen Baby auch das „innere Kind“, das sie selbst einmal gewesen war, liebevoll zu umsorgen. Sie lebte wieder auf, ließ sich auf ihre kleine Familie und auf ihre eigene Geschichte ein – und ohne sonstiges Zutun löste sich die Depression innerhalb kurzer Zeit auf.

Ich würde nicht so „radikal“ denken, wie eben formuliert, wenn ich nicht allzu oft die erstaunliche und ermutigende Erfahrung gemacht hätte, wie sich das Leben änderte, wenn man der Botschaft der Depression auf die Spur kam, sie ernst nahm und sich danach richtete. Und mit der Unterstützung durch Muskeltests fiel das bedeutend leichter.

Das habe ich nicht nur am eigenen Leib durchlebt (in langen Jahren mit depressiven Episoden), sondern auch immer wieder in der Begleitung depressiver Patienten: Sobald der stumme existenzielle Hilfeschrei der Seele verstanden wird, beginnt sich etwas Entscheidendes zu wandeln. Der Depression überhaupt eine solche Funktion zuzugestehen, dieser Schritt leitet oft schon eine Wende ein. Manche Betroffene berichteten, dass sie seitdem zwar weiterhin „seelische Tiefs" erlebten, aber selbst in kritischen Lebensphasen nicht mehr total in den Abgrund abrutschten.

Deshalb plädiere ich dafür, Depression ernst zu nehmen – nicht nur als einen äußerst leidvollen Zustand, sondern als Aufforderung, tiefer zu schauen und zu ergründen, inwieweit darin die Alarmglocke für eine existenzielle Botschaft der Seele erklingt. Aufhellende Medikamente können den Weg dorthin durchaus das eine oder andere Mal begleiten – sofern er im Übrigen ernsthaft begangen wird.

Befreiung von alten Verstrickungen – und von Antidepressiva

Angela V. hatte mit ihren gut 30 Lebensjahren schon mehrere, teils schwere depressive Phasen durchgemacht. Bislang war sie nicht ohne Einnahme von Antidepressiva ausgekommen und hatte auch Angst davor, sie wegzulassen.

Im Laufe von drei Jahren habe ich Frau V. gut zwanzig Mal gesehen, in kritischen Zeiten alle zwei Wochen, im letzten Jahr nur noch sporadisch. Als sie zu mir kam, steckte sie in einer Beziehung zu einem Mann, der sie einerseits verwöhnte, andererseits herablassend als Dummchen behandelte, bis hin zu beschämenden Szenen in der Öffentlichkeit. Viele Anläufe, sich von ihm zu trennen, waren fehlgeschlagen, weil er sie mit ihrem schlechten Gewissen wieder „einfing".

Der Kontakt zu ihren Eltern war ebenfalls äußerst bedrückend. Ihre Mutter war alkoholabhängig, was sie vor Angela – vergeblich – zu verbergen versuchte. Ihr Vater reagierte ausweichend und beschwichtigend und suchte eher Hilfe bei der Tochter, als sie zu unterstützen.

In unseren Begegnungen gab es fünf entscheidende Sitzungen, in denen wir mit dem Muskeltest Spuren zu kindlichen Prägungserfahrungen verfolgten. Sie halfen, Überzeugungen zu wandeln. Zum Beispiel lernte Angela, zerstörerische Beziehungen als solche zu bezeichnen und sich die Erlaubnis zu geben, sich von ihnen zu distanzieren. Oder sie lernte, dass sie „nicht immer die Starke sein" musste. Die übrigen Begegnungen stabilisierten sie (in zwölf Sitzungen inklusive Stress Release), entwickelten Perspektiven, bauten auf, entwarfen konstruktive Handlungsmöglichkeiten – aber ohne die jeweiligen kinesiologischen „Knotenlösungen" wären diese Mühen vermutlich ebenso vergeblich gewesen wie in den vorangegangenen Therapien.

Im Ergebnis befreite sich Angela V. aus alten Verstrickungen. Sie konnte sich definitiv aus der ungesunden Beziehung zu dem Mann lösen, lebte eine Weile allein und öffnete sich für neue Kontakte. Zu ihren Eltern entwickelte sich eine neue Beziehung, die nach zögerlicher Annäherung ein herzliches und unverstelltes Miteinander zuließ. Nach meinem letzten Kenntnisstand hat auch die Mutter inzwischen eine Therapie begonnen.

Angela V. hatte im ersten Jahr unserer gemeinsamen Arbeit noch durchgängig Psychopharmaka genommen. Im nachfolgenden Sommer entschloss sie sich zu dem Versuch, sie abzusetzen, der ohne neue Einbrüche verlief. Die dunkle, „deprimierende" Jahreszeit wollte sie vorsichtshalber wieder mit ihren Medikamenten durchstehen. Nachdem sie im nächsten Sommer die Antidepressiva wieder abgesetzt hatte, traute sie sich auch zu, ohne sie über den Winter zu kommen.

Inzwischen ist Angela verheiratet, sie lebt mit ihrem Mann und ihrem kleinen Sohn in der Nähe ihrer Eltern. Ihre Worte zum Abschied: „Es ist nicht immer leicht, aber ich habe das Gefühl, dass ich angekommen bin – bei mir selbst und in der richtigen Art von Beziehungen!“

Eine Begleitung aus der Depression habe ich nie als „kurzen Prozess“ erlebt; das mag auch einer der Gründe dafür sein, dass der Griff zum Rezeptblock oft näher liegt als eine Psychotherapie. Auch viele betroffene Patienten tun sich schwer mit Therapie, nicht nur wegen der depressionsbedingten Antriebslosigkeit, sondern auch wegen der Stigmatisierung, die mit dieser Diagnose immer noch einhergeht. *Eine* Last ist den Betroffenen in den letzten Jahren genommen worden, indem Depression öffentlich ins Gespräch gekommen und als Krankheit deklariert worden ist. Damit fühlten sich viele ermutigt, sich zu öffnen und über ihr Leiden zu sprechen.

Doch die Deklaration als eine Krankheit, die jemanden „einfach so überfällt“, hat zugleich eine andere Art der Entlastung geradezu verbaut: nämlich möglicherweise Sinn und Chance in der Depression zu entdecken. Denn die Motivation, sich auf einen therapeutischen Prozess einzulassen, hängt maßgeblich davon ab, ob damit nur in Aussicht gestellt ist, dass man irgendetwas „loswird“ beziehungsweise „besser damit umgehen“ kann, oder ob es tatsächlich etwas Lohnendes zu entdecken geben könnte.

Und genau das gibt es! Wenn ich versuche, in den vielen individuellen Geschichten von depressiven Patienten Gemeinsamkeiten zu finden, dann sind ihnen zwei Dinge weitgehend gemeinsam, die zur Motivation hin öffnen können. Das eine ist eine Veranlagung zu einem eher schwermütigen Temperament, das andere ist eine Art Lebensentmutigung durch Selbstverlust.

Die Motivation beginnt oft mit der Entdeckung, dass genau in dem, was so oft als „falsch“ empfunden wird (nämlich der schwermütige Grundton und der damit verbundene Hang zu Grübeleien), ein besonderer Wert liegt: Wer grübelt, macht sich mehr Gedanken über das Leben, die Welt und den eigenen Standort darin. Das ist als Grundveranlagung keine *Störung*, sondern eine *Fähigkeit*, mit einer gewissen Schwere (Schwermut) den Fragen des Lebens tiefer auf den Grund zu gehen, nach Sinn zu fragen, wesentlicher zu werden. Wenn statt dem Satz „Damit müssen Sie halt leben" solch eine Umbewertung angeboten wird, beginnt mancher depressive Mensch, in sich eine Qualität zu erahnen – für viele eine erste Ermutigung, sich einen Ruck zu geben für therapeutische Gespräche.

Mit dem Hang zu Grübeleien, den man im positiven Sinne auch als Nachdenklichkeit verstehen kann, verbindet sich der zweite Aspekt, die Entmutigung durch Selbstverlust (= Selbstentfremdung). Viele Menschen sprechen in depressiven Phasen von tiefer Sinnlosigkeit – und sprechen in ihrer Resignation genau das aus, was ihnen fehlt: Ihnen ist tatsächlich etwas Entscheidendes verloren gegangen, nämlich der Bezug zu sich selbst und zum eigenen Platz im Leben. Dann erzähle ich dem Betroffenen von meiner Erfahrung, dass die Depression bei vielen anderen Patienten eine Reaktion darauf gewesen ist, dass sie sich selbst in ihrem Leben verloren haben, und dass der Weg zu sich selbst schließlich auch die Depression zunehmend überflüssig gemacht hat. Das lässt die meisten selbst dann aufhorchen, wenn sie eigentlich gar nicht zuhören wollen. Selbstverlust und sich selbst wiederfinden, diese Worte scheinen bei ihnen etwas wachzurufen. Und wenn auch nur ein Fünkchen Hoffnung angefacht wird, könnte das die Initialzündung dafür werden, dass sie zumindest *ein wenig* an eine bessere Perspektive glauben.

Sich selbst wiedergefunden

Genau diese Initialzündung wirkte bei Katja D. Vor etwa 15 Jahren brachte ihr Mann, den ich schon kannte, sie wegen einer depressiven Episode in meine Praxis. Sie litt zwar unter ihrem Zustand, sah aber alles als aussichtslos an und wäre von sich aus nicht gekommen, vor allem, weil sie solche Phasen schon über mehr als zehn Jahre immer wieder durchmachte. „Es ist doch eh alles sinnlos" war ihre stereotype Antwort auf jeden meiner Gesprächsimpulse.

Ich erfuhr vom Ehemann, dass Katja D. sich seit Wochen wie in einem dunklen Loch fühlte. Zwar „funktionierte" sie noch, sowohl in der Versorgung ihrer drei Kinder wie in der Betreuung ihrer kranken Eltern und an ihrem Arbeitsplatz; sie „lebte" aber immer weniger.

Bevor Medikamente oder notfalls auch eine Krankenhauseinweisung abzuwägen waren, versuchte ich es mit der Frage, ob Frau D. den Wert der Schwermut kenne, was sie verneinte. Meine Idee, dass ein „schwereres Gemüt" auch tiefgründiger leben lasse und dem Sinn mehr auf den Grund gehe, ließ sie für einen Augenblick aufhorchen. Ihre Frage „Dann muss das ja gar nichts Falsches sein?" war der Einstieg zu einem schleppenden Gespräch – aber immerhin kam vorsichtig etwas in Gang.

Diese Gelegenheit ergriff ich für meinen zweiten Anlauf, nämlich dass ich Depression als Alarmsignal verstehe, als Hinweis darauf, dass man sich selbst irgendwie verloren habe. Ob sie sich das vorstellen könne? – Frau D. zögerte, wurde nachdenklich – und willigte schließlich ein, sich ein paar Sitzungen lang therapeutisch an die Hand nehmen zu lassen.

Dies war ein Anfang, dem sich behutsame begleitende Schritte anschlossen und schon bald auch einige Sitzungen mit dem Muskeltest, die dem „Selbstverlust" in ihrer Geschichte auf die Spur kamen. Die Wende, die damit damals eingeleitet wurde, war eine neue Bewertung der vielfältigen Aufgaben, die ihr Leben ausmachten; sie konnte aufhören, nach etwas zu suchen, was ihr nicht entsprach. In den Augen ihrer Familienangehörigen und Freunde erschien Katja D. „wie ausgewechselt" und auch sie selbst erlebte sich „ganz neu".

Die Tendenz zur Schwermut hat Frau D. weiterhin begleitet und hin und wieder wurde sie von der Familie oder von Freunden freundlich daran erinnert, sich diese nicht als Fehler zuzurechnen. Aber trotz mancher heftiger Lebenskrisen und schwieriger Herausforderungen bestätigt sie selbst, dass sie seit damals nie wieder anhaltend depressiv geworden ist. Sie sieht und genießt viele leichte und frohe Momente in ihrem Leben – und lebt wieder gern!

Konflikte und Problemkonstellationen

Konfliktbearbeitung hat meist ein umschriebenes Ziel, nämlich, die Ordnung innerhalb eines Systems wiederherzustellen (zum Beispiel in Partnerschaft, Familie, am Arbeitsplatz). Die Begleitung in Therapie oder Beratung ist eher kurz- bis mittelfristig (ein paar Wochen oder Monate).

Hier können die Elemente der psychologischen Kinesiologie zu beachtlichen Erfolgen beitragen: Sie lösen innere Konfliktknoten und ermöglichen damit, dass sich die Klienten innerhalb ihres sozialen Umfelds anders verhalten. Das allein kann unter Umständen schon zum gewünschten Ziel führen.

Grenzziehung aus Liebe

Eine junge Frau, Carmen L., suchte Hilfe wegen einer Ehekrise: Ihr Mann, den sie von Herzen liebte, war spielsüchtig und ruinierte allmählich sich selbst und die Familie. Seine wiederholten Versprechungen, in Therapie zu gehen, hielt er nicht ein.

Da Frau L. gut vorbereitet und reflektiert zu unserem Termin kam, konnten wir uns schon in dieser ersten Begegnung ihren Ängsten und der damit verbundenen Koabhängigkeit zuwenden und den Muskeltest einbeziehen. Die Begriffe „Verantwortung“ und „Liebe“ brachten sie ins Nachdenken, inwieweit zur Liebe auch klare Grenzen gehören. Das war für sie ein neuer Aspekt, weil sie bislang jede Grenzziehung mit Zurückweisung und „Nicht-Lieben“ gleichsetzte. Der Muskeltest-Hinweis auf das vierte Lebensjahr brachte ihre diesbezügliche Grunderfahrung zum Vorschein: Sie hatte als Kind vonseiten der Mutter ständige Nachgiebigkeit (also Grenzenlosigkeit) erlebt und vonseiten des Vaters harsche Verbote und Strafen (also Lieblosigkeit). Dass es auch „Grenzen aus Liebe“ gibt, hatte sie nicht gelernt.

Wie üblich ließen wir das Stress Release dazu im Kopf Ordnung schaffen. Knapp ein Jahr später kam sie wieder und berichtete, dass sie kurz nach der letzten Sitzung mit ihrer Tochter aus der gemeinsamen Wohnung ausgezogen sei. Für ihren Mann war das ein heilsamer Schock: Er suchte sofort Hilfe in einer Suchtklinik, begann eine Einzeltherapie, ging in Selbsthilfegruppen. Carmen L. wünschte jetzt noch einmal Rat und Klärung, was sie von sich aus zu einem angemessenen neuen Umgang beitragen könne. Wir entwickelten ein paar Überlegungen, wie sie selbst im Alltag immer wieder die Balance finden konnte zwischen den beiden Intentionen, sich einerseits unvoreingenommen auf die Beziehung einzulassen und andererseits notwendige Eigeninteressen zu behaupten.

Ein weiteres Jahr später erfuhr ich per E-Mail, dass beide Eheleute aus ihrer Krise gereift hervorgegangen waren. Nach einer bewussten und schrittweise erfolgenden Wiederannäherung und fortwährend unterstützt durch die Selbsthilfegruppe des Mannes lebten sie wieder als Familie zusammen. Kein leichter Weg, aber ein lohnender!

Dass ein solcher Verlauf ein Glücksfall ist, brauche ich wohl nicht besonders zu betonen. Auch bei noch so guter therapeutischer Begleitung und bei noch so vielen Stress-Release-Sitzungen gibt es keine Erfolgsgarantie. Und das Entscheidende dieser Entwicklung lag auch nicht in *meinem* Beitrag, sondern in der Bereitschaft der beiden Eheleute, konsequent nach Lösungen zu suchen. Aber solchen Menschen dann Hilfen wie die der psychologischen Kinesiologie anbieten zu können, die den Prozess erleichtern und Weichen in eine heilsame Richtung stellen, das ist für mich ein Geschenk des Himmels, das ich nicht wieder hergeben möchte.

In einer Konfliktbegleitung findet zwar auch die eine oder andere begleitende Maßnahme, wie ich sie im 10-Punkte-Programm des „Krisenmanagements" zusammengestellt habe, ihren hilfreichen Platz. Mehr noch allerdings bedarf es des tieferen Verständnisses dafür, welche innere Haltung den Konflikt beherrscht und gesunden Lösungen im Wege steht. Hierzu sind Stress Release und Muskeltest die idealen Begleiter.

Krisen

Krisen sind in der Regel durch die Notwendigkeit charakterisiert, sich mit einer einschneidenden, lebensverändernden Situation auseinanderzusetzen. Dazu gehören beispielsweise schwere Krankheit, Verlust geliebter Mitmenschen, gefährdete Paarbeziehung, finanzielle Einbrüche, Arbeitsplatzverlust, aber auch bestimmte natürliche Lebensabschnitte mit essenziellen Veränderungen wie Pubertät, Wechseljahre, Alter.

Krisen beinhalten gleichermaßen eine Bedrohung wie auch eine spezielle Chance. Dabei wird vom Betroffenen die Bedrohung weitaus stärker erlebt als die Möglichkeit einer guten Lösung oder tieferen Erkenntnis. Die Bedrohung löst erheblichen Stress aus, verbunden mit existenziellen Ängsten, Spannungen, Verzweiflung, Orientierungslosigkeit, Unruhe.

Es sind also äußere Situationen, die gezwungenermaßen zu bewältigen sind und zugleich mit heftigen emotionalen Reaktionen einhergehen. Da die psychischen Befindlichkeiten aber nicht zu trennen sind von den objektiven Schwierigkeiten und äußeren Umständen, ist ein komplexeres Repertoire zur Begleitung erforderlich.

In Krisen ist das Stress Release Gold wert, aber auch der Muskeltest hat – gut dosiert eingesetzt – eine durchgreifende Wirkung, besonders dort, wo Klienten auf alten „Reaktionsschienen“ feststecken. Im Wesentlichen braucht Krisenbegleitung jedoch stabilisierende und ausrichtende Maßnahmen, zu denen ich auch das Stress Release rechne: Immer wieder bringt es seine ordnende, harmonisierende Wirkung als Abschluss unterschiedlichster Gespräche ein und wir können es unseren Patienten durchaus auch als Selbsthilfemethode an die Hand geben.

Darüber hinaus brauchen Krisen einen Raum für die Entwicklung neuer Perspektiven. Das wird unterstützt durch ein individuell ausgearbeitetes Krisenmanagement, wie ich es im Kapitel „Von der Verwicklung zur Entwicklung“ vorgestellt habe.

„Burn-out“

Ich habe lange überlegt, an welchen Platz ich diese Krankheit unserer Zeit setzen, ja, ob ich sie überhaupt gesondert erwähnen soll. In ihrer Erscheinungsform gehört sie ja gewissermaßen zur Depression, aber sie geht auch darüber hinaus, ist komplexer. Denn fast immer ist das Burn-out auch mit einer existenziellen Krise verbunden – und deshalb behandle ich dieses Thema hier nach dem „Krisen-Kapitel“.

Eigentlich gilt für die Begleitung von Patienten, die in ein Burn-out geraten sind, das Meiste, was zu Depression und Krise bereits gesagt ist. Wobei mir zwei Besonderheiten auffallen, die eine gewisse Unterscheidung des Burn-out von Depression und Krise notwendig machen und dementsprechend auch die gesonderte Benennung und Behandlung rechtfertigen: Zum einen leiden die meisten Betroffenen an einer erschreckenden Getriebenheit (was für Depressionen nicht unbedingt typisch ist). Zum anderen stehen sie durchweg vor existenziellen Fragen (was die Größe der Krise ausdrückt). Aus meiner Sicht ist Burn-out niemals mit der Empfehlung abgetan, mehr Pausen einzulegen und ein wenig zu „entschleunigen“. Im Leben der Menschen, die ich aufgrund eines bevorstehenden Burn-out oder auch mittendrin und daraus hinausbegleiten durfte, lief meist etwas Entscheidendes falsch und das suchte nach einer tief gegründeten, *grundsätzlichen* Veränderung.

Verändern, was falsch läuft

Eineinhalb Jahre begleitete ich den Weg von Max B. Er wurde von einer ärztlichen Kollegin zu mir geschickt mit der Verdachtsdiagnose „mittelschwere bis schwere Depression, Burnout?“. Er kam völlig aufgelöst, psychisch zusammengebrochen, am Ende seiner Kräfte zu unserem ersten Termin.

Herr B. war Mitte vierzig, leitete eine Abteilung in einem großen internationalen Konzern und hatte seinen Job über viele Jahre gut gemacht. Doch mehr und mehr setzten ihm seit zwei Jahren willkürliche Bösartigkeiten seines neuen Vorgesetzten zu. Auch andere litten unter diesem Chef, aber niemand war ihm so unmittelbar unterstellt wie Max B., der ihm nicht aus dem Weg gehen konnte. Sein Therapieziel: standhalten lernen, sich nicht unterkriegen lassen.

In der Stabilisierungsphase trafen wir uns wöchentlich. Er erarbeitete sein erweitertes Wunschziel „zu mir selbst kommen, Kontur zeigen“, wir überlegten stützende Begleitmaßnahmen, besonders im Umgang mit der inneren Getriebenheit (Ruheoasen, unter anderem durch Krankschreibung, Gedankenhygiene), und ein Stress Release rundete fast jede unserer Sitzungen ab.

In der dritten Begegnung konnten wir bereits anschauen, was ihm ganz besonders zusetzte: Während er zunächst davon sprach, keine Unsicherheiten ertragen zu können (etwa wenn er die Arbeitsstelle wechseln müsste), wendete sich das Bild nach einigen Fragen. Immer deutlicher wurde sein schier unglaubliches Bemühen, Schwächen zu überspielen. Fast immer war er in aufgesetzter Weise „gut gelaunt“, machte Scherze, relativierte seinen inneren Druck, kaum dass er darüber gesprochen hatte, und wirkte zugleich geradezu explosiv angespannt.

Der Muskeltest führte uns mit den Triggerbegriffen „Selbstbehauptung“, „Heuchelei“ und „Anspruch“ zu seinem Elternhaus. Die zeitliche Zuordnung zum fünften und sechsten Lebensjahr machte deutlich, wie sich die Lebensführung seiner Eltern auf ihn als Kind übertrug: Beide Eltern lebten nach dem, „was die anderen sagen“, beide klammerten sich an die äußere Fassade (wozu auch materieller Wohlstand gehörte) und Schwäche durfte in ihrem Leben überhaupt nicht vorkommen.

An dieser Stelle setzte für Max B. eine entscheidende Wandlung ein: Indem er sich selbst zugestand, dass er aktuell in einer ohnmächtigen und bedürftigen Lage steckte, konnte er den inneren Kampf gegen sich selbst ruhen lassen. Und wir konnten die frei gewordene Energie nutzen, um die wirklichen Tiefen der Krise ausloten.

Bemerkenswert war, wie Max B. die weitere Entwicklung meisterte, und zwar nicht mit aufgesetzter Fassade, sondern zunehmend aus der Tiefe heraus. Immerhin eskalierten die Probleme eher, als dass sich etwas beruhigte: Er bekam einige Wochen nach der Krankschreibung die Kündigung und auch darüber hinaus ergossen sich weitere Unterstellungen und Intrigen seines Chefs über ihn.

Trotz mancher emotionaler Erschütterungen (die Herr B. sich nun allerdings zugestand) kam er immer wieder schnell „zu sich“ und konnte seine jeweiligen Schritte klug setzen. Er fand kompetente Berater und konnte die Kündigungsbedingungen erheblich zu seinen Gunsten beeinflussen.

Die Abstände unserer Begegnungen wurden immer länger. Inzwischen hatte Herr B. erkannt, dass er in seinem (von den Eltern gewählten) Beruf ohnehin am falschen Platz war. Mehr und mehr lockte ihn das Ziel, sein *eigenes* Profil an Stärken und Fähigkeiten zu erkunden und sich in der Berufswelt entsprechend neu zu orientieren. Auch diese Entscheidung profitierte von einer Sitzung mit dem Muskeltest.

Die folgenden Monate waren gekennzeichnet von vielen äußeren Unsicherheiten und auch Frustrationen, aber emotional fand Max B. immer wieder sehr schnell zurück zu innerer Stabilität, grundlegender Klarheit und Zuversicht, die er zuvor in seinem Leben nicht kennengelernt hatte. Nicht nur er selbst fand sich „bei sich angekommen", sondern auch seine Familie und seine Freunde freuten sich mit ihm durchweg an einer neu gewonnenen Echtheit in seinen Beziehungen. Übrigens ein wenig zögerlich auch seine Eltern …

Max B. hatte schon ein dreiviertel Jahr keine Therapiegespräche mehr in Anspruch genommen, hielt mich aber gelegentlich durch Mailkontakt auf dem Laufenden. Unmittelbar vor Fertigstellung dieses Buches berichtete er mir, dass er eine neue Anstellung gefunden habe, die zwar noch nicht alle Träume erfülle, aber attraktive Aufgaben und eine wertschätzende Atmosphäre verspreche. Doch nicht allein dieses (erfreuliche) Ergebnis ist erwähnenswert, sondern die Art und Weise, wie er zwischenzeitlich noch manche enttäuschte Hoffnung und einige Rückschläge bewältigt hat: Es waren immerhin erhebliche reale Schwierigkeiten, die er ohne Verdrängung, ohne anhaltende seelische Einbrüche und ohne Selbstverbiegung durchstand, über das dreiviertel Jahr hinweg auch ohne meinen therapeutischen Beistand.

„Stress“

Wenn die „moderne“ Diagnose Burn-out hier Platz findet, wie verhält es sich dann mit dem ebenso gängigen Begriff Stress?

Nach kurzem Abwägen habe ich beschlossen, ihn hier nicht als spezielle Indikation abzuhandeln. Zwar leidet so ziemlich jeder heutzutage unter „Stress“ und sucht deshalb eventuell nach Hilfe und auch die Beratungspraxen zur Stressprävention mehren sich. Aber der Begriff ist zu unkonkret und aufgebläht, als dass er sich hier für unsere Betrachtungen sinnvoll fassen ließe. Bei näherem Hinsehen dürfte hinter vielem, was als „Stress“ daherkommt, etwas stehen, was unter den bisherigen Indikationen schon angesprochen wurde; er bringt also wenig Spezifisches, das zu berücksichtigen wäre. Sicherlich verbergen sich hinter „Stress“ falsche Denkmuster, alte Prägungserfahrungen und uneingestandene Ängste. Dem Stress Release, der Suche nach Triggern per Muskeltest und den üblichen Begleitmaßnahmen kann ich *hier* aufgrund der Komplexität keine gesonderte Gewichtung zuordnen.

Süchte

Sucht ist in unserer heutigen Gesellschaft allgegenwärtig, ein großes Thema, das in seiner Vielseitigkeit noch weniger in Kurzfassung „abzuhandeln“ ist als die zuvor angesprochenen seelischen Störungen. Ich bitte also um Nachsicht, wenn ich manche Aspekte hier unberücksichtigt lasse, denn hier interessiert ja hauptsächlich die Rolle der psychologischen Kinesiologie innerhalb des Therapieprozesses; und trotz mancher entscheidender Impulse steht sie auf dem Weg aus der Sucht nicht gerade im Zentrum.

Insbesondere Süchte mit körperlicher Abhängigkeit wie bei Alkohol- und Rauschgiftsucht brauchen ein spezifischeres Prozedere wie klinische Behandlungen oder Selbsthilfegruppen – das auszuführen ist nicht Anliegen dieses Buches. Dennoch gibt es zwischen diesen „toxischen“ Süchten und „nichtstofflichen“ Süchten wie Spielsucht, Internetsucht, Sexsucht, Kaufsucht, Beziehungssucht, Arbeitssucht und vielen anderen Spielarten Gemeinsamkeiten, die es zu betrachten lohnt, denn das, was Menschen überhaupt in eine Sucht treibt, dürfte prinzipiell jeweils ähnlich sein. Solcher „Sucht*anfälligkeit*“ liegen problematische psychische Entwicklungen zugrunde, die sich in Reaktionsmustern ausdrücken, denen wir wiederum mit dem Muskeltest auf die Spur kommen und im Stress Release eine neue Ausrichtung bahnen können:

Wie Alkoholabhängigkeit überwunden werden kann

Den Glücksfall, dass sich jemand aus einer Suchtstruktur grundsätzlich wieder lösen konnte, durfte ich bei dem Patienten Herbert K. miterleben. Er hatte sich mit unglaublichen Anstrengungen und mit Unterstützung der Selbsthilfegruppen der Anonymen Alkoholiker (AA) aus einer langjährigen Alkoholabhängigkeit herausgearbeitet. Er war schon seit mehreren Jahren „trocken“ und verhielt sich durchweg abstinent, als wir aus verschiedenen Anlässen körperlicher Beschwerden und seelischer Krisen an seinen Themen arbeiteten. Wir lösten Reaktionsmuster, sodass er Abwehrstrategien aufbrechen und wieder „zu sich kommen“ konnte.

Im Ergebnis schätzte Herr K. sich schließlich so ein, dass er seine Suchtstruktur allmählich überwunden habe – was nach allen medizinischen Erfahrungen unwahrscheinlich und wohl eher ein frommer Wunsch war …

Über Jahre hinweg hatten wir sporadisch Kontakt, Herbert K. festigte sein Leben in Beruf und Beziehung immer mehr, bewältigte sogar dramatische Krisen, ohne wieder dem Alkoholkonsum zu verfallen.

Und dann geschah das geradezu Undenkbare: Ich „ertappte“ ihn bei einem gemeinsamen Essen nach Abschluss eines Seminars bei einem Glas Wein! Unumwunden erzählte er, dass er schon seit etwa zwei Jahren hin und wieder ein Glas Wein oder

Bier trinke, dass der Alkohol aber tatsächlich seine Macht über ihn verloren habe. Er könne ein oder zwei Gläser trinken und ohne irgendeine Not danach aufhören. Ebenso konnte er sich aber auch für ein Glas Wasser entscheiden, obwohl neben ihm kräftig gezecht wurde.

Seine Familienangehörigen und Freunde, von denen ich mehrere kennengelernt hatte, bestätigen, dass Herbert K. nie mehr Anzeichen von Alkoholabhängigkeit gezeigt habe.

Das Glück für Herbert K. war, dass viele tragende Einflüsse zusammentrafen: Seine AA-Gruppe, der Beistand seiner Familie, sein zäher Wille – aber auch, dass er begriffen hatte, dass er sein Lebensglück bislang auf einem Holzweg gesucht hatte. Je mehr er – unter anderem auch durch kinesiologische Begleitung – ein Selbstgefühl entwickeln konnte, je mehr er sich den Fragen nach Sinn und wirklicher Erfüllung stellte, desto mehr verlor sich sein Bedürfnis nach Ersatzbefriedigungen, schnellem Rausch und Betäubung der Sinne und Verdrängung der Realität. (Keinesfalls aber sollte das Beispiel von Herrn K. jemanden zu dem Selbstversuch animieren, sich auf „Alkoholtauglichkeit“ zu prüfen!)

Die (selbst)zerstörerischen Folgen sind zwar bei Süchten mit körperlicher Abhängigkeit zunächst offensichtlicher, aber sie betreffen andere, scheinbar „harmlose“ Süchte nicht weniger: Auch Spielsucht, Internetsucht, Unterhaltungssucht, Tratschsucht, Sexsucht, Sportsucht, Arbeitssucht zerstören einerseits Beziehungen und Sozialleben, andererseits verbauen sie dem Süchtigen immer mehr den Kontakt zu sich selbst. In der Sucht „verliert“ sich der Mensch, läuft er vor sich selbst davon, statt zu sich selbst zu finden. Somit gleicht die Sucht einer Suche am falschen Platz, die „Sehn-Sucht“, die den Menschen bewegt, zieht ihn in die falsche Richtung.

Nun leben wir in einer Welt mit einer Fülle von „Suchtmitteln“, die den Menschen verführen können, sodass man in diesem *Angebot* die „Ursache“ sehen könnte für das Überhandnehmen von Süchten.

Aber: Diese Angebote können zwar *locken*, können sich sogar *aufdrängen*, doch sie können niemanden *zwingen*, sich ihnen zu unterwerfen. Ohne die entsprechenden *freien Valenzen* würde ihnen niemand erliegen. Wo also ist die Fehlleitung, welche Defizite sind es, die mit der Sucht scheinbar befriedigt werden? Und wenn wir darauf eine Antwort finden, gibt es dann realistische Aussichten dafür, dass der Weg von der Ersatzbefriedigung auch wieder in gesunde Bahnen, zu einer echten Erfüllung der suchenden Sehnsucht führt?

Sofern man angesichts der unzähligen individuellen Geschichten überhaupt eine allgemeine Antwort anzubieten wagt, kann man die vielen Spielarten der Sucht so verstehen, dass sie ablenken, betäuben und verdrängen, was sich im Leben unangenehm, bedrohlich oder unlösbar anfühlt. Sie kaschieren damit einen essenziellen Mangel, der nicht eingestanden wird. Was verloren gegangen ist (und mit der Flucht in die Sucht verdeckt werden soll), ist in der Regel das Selbstgefühl, verbunden mit Sinnentleerung einerseits und der Unfähigkeit zu erfüllenden Beziehungen andererseits.

Die Aufgabe einer therapeutischen Begleitung läge dann darin, mit dem Patienten gemeinsam den Zugang zu diesen *eigentlich* gesuchten Qualitäten wieder zu öffnen. Das bedeutet, wie bei allen anderen angesprochenen Indikationen auch, dass der sich selbst entfremdete Mensch wieder „zu sich kommt“, seine Gefühle und Bedürfnisse (wieder) wahrnimmt, sich selbst wirklich kennenlernt und aus sich heraus authentische Beziehungen aufbauen kann. Sinnfragen und schrittweise Anleitung zur Selbstwahrnehmung dürften im therapeutischen Prozess dementsprechend deutlich mehr Raum einnehmen als die zurückschauende Lösungsarbeit.

Obwohl Süchte auf die Dauer der Seele, der Persönlichkeit und den Beziehungen immer Schaden zufügen, führen sie die Betroffenen nur ausnahmsweise in die therapeutische Konsultation. Da die Sucht immer wieder (vorübergehende) Befriedigung verschafft, entfällt der offensichtliche Leidensdruck, der beispielsweise bei Ängsten, Depressionen oder psychosomatischen Erkrankungen zur Triebkraft wird. Doch wer sich darauf einlässt, beharrlich der *eigentlichen*

Suche seines Lebens auf die Spur zu kommen, wird auf dem Weg aus der Sucht in therapeutischer Begleitung vom Lösen untauglicher Reaktionsmuster profitieren.

Störungen des Essverhaltens

Essstörungen werden einerseits recht häufig, andererseits eher selten Anlass zu einer therapeutischen Begleitung. Das klingt paradox – und ist so zu verstehen: Häufig treibt der Leidensdruck von *Übergewicht* Menschen in die Praxis, entweder weil sie real durch zu viel Gewicht belastet sind oder weil sie sich an absurden Schlankheitsidealen messen. Selten dagegen kommt jemand mit einer Essstörung wie Anorexie oder Bulimie *von sich aus* zum Therapeuten – obwohl hier weitaus dringlicherer Handlungsbedarf wäre. Insofern trifft der Begriff der Mager*sucht* einen wichtigen Kern, nämlich die Ähnlichkeit mit anderem Suchtverhalten, das aus sich heraus eine Befriedigung zu verschaffen scheint und deshalb nicht als krankhaft erlebt wird.

Beim Thema *Übergewicht* geht es wieder um dieselbe Herausforderung, wie sie schon bei den vorhergehenden Indikationen angesprochen wurde: „Zu sich selbst finden". Ein gesundes Behandlungsergebnis kann darin bestehen, dass die (real oder scheinbar) übergewichtige Person tatsächlich einen anderen Umgang mit der Ersatzbefriedigung des Essens pflegt – oder dass sie ihre eher füllige Statur bejaht.

Wesentlich komplexer und aufwendiger ist die Begleitung aus einer *Magersucht*, sei es, dass sie sich in Essensverweigerung ausdrückt oder im Abwechseln von Fressanfällen und Erbrechen. Statt theoretischer Erwägungen möchte ich hier nur ein Fallbeispiel darstellen – auch wieder einer der Glücksfälle, aber durchaus mit anregenden Aspekten allgemeingültiger Art:

Was hinter der Magersucht stecken kann

Lena B. war 13 Jahre, als ihre Mutter einen Termin für sie vereinbarte, weil Lena seit einigen Monaten an Magersucht litt. Ihre Mutter hatte mich am Telefon inständig gebeten, das Thema Essen zu meiden, weil Lena sonst „total zumachen" würde. Wir mussten also ein wenig mogeln: Vorwände für den Besuch in meiner Praxis sollten Akne und zeitweilige Rückenschmerzen sein.

Es war schon ein ziemlicher Balanceakt, die Beendigung der *Essstörung* als eigentliches Ziel vor Augen zu behalten und zugleich ernsthaft auf die *Hautprobleme* einzugehen! Zumal wir im Vorfeld nicht viel Zeit hatten für vertrauensbildende Maßnahmen, denn Lena wog nur noch 37 Kilo und der Hausarzt hielt eine Klinikeinweisung für unumgänglich.

Immerhin war Lena dem Muskeltest gegenüber aufgeschlossen. Dieser wies uns sowohl bei der Akne wie bei den Rückenschmerzen auf einen psychischen Hintergrund hin. Lena war damit einverstanden, nach Triggerbegriffen zu suchen, aber die Stichworte „Wut", „Anpassung" und „unerreichbar" konnten die Tür zu einem Gespräch nicht öffnen, sodass ich sie damit nicht weiter bedrängte.

Die Lebenssituation war mir von der Mutter schon vorab geschildert worden: Lenas Vater war vom Naturell her eher ruhig und bedächtig. Als selbstständiger Versicherungskaufmann war er viel beschäftigt und oft unterwegs. Lenas Mutter arbeitete halbtags als Heilpraktikerin, außerdem versorgte sie Familie und Haushalt und setzte sich in einigen karitativen Organisationen ehrenamtlich ein. Zusätzlich erledigte sie noch stundenweise die Schreibarbeiten und Bankgeschäfte für ihren Mann. Sie war außerordentlich dynamisch, andererseits klagte sie darüber, dass ihr all diese Dinge über den Kopf wüchsen. Geschwister hatte Lena nicht. Lena beschrieb (in Gegenwart ihrer Mutter) ihren Vater als einen lieben Kerl, die

Mutter als eine starke Frau. Probleme habe sie mit den beiden nicht.

Als wir uns eine Woche später wieder trafen, hatte Lena zwar das Gewicht gehalten, war aber nicht wesentlich gesprächiger als beim ersten Mal. Sie lehnte den Vorschlag ab, dass ihre Mutter den Raum verlassen sollte, und so blieb Frau B. weiterhin der aktivere Teil von beiden. Es war trotz der vermittelnden Kinesiologie nicht einfach, eine unsichtbare Brücke zu schlagen, über die ich Kontakt zum eigentlichen Problem aufnehmen konnte; ich erhoffte mir, dass die hinter der Essstörung liegenden Konflikte auf anderen Wegen doch noch zur Sprache kämen. Immerhin ließ Lena sich wieder bereitwillig auf den Muskeltest ein und dieser ergab folgende Triggerbegriffe: „Leere", „Entbehrung", „Isolation" sowie die zeitliche Zuordnung zum ersten Lebenshalbjahr.

Dazu ergriff Lenas Mutter das Wort. Sie erzählte, dass sie schon kurz nach der Geburt ihrer Tochter viel arbeiten musste, da sich ihr Mann gerade selbstständig gemacht hatte. Lena sei „so nebenher gelaufen", sie sei immer sehr „pflegeleicht" gewesen. Lena hörte zu und war schließlich mit einem Stress Release einverstanden. Einen Bezug zur Verweigerung des Essens sah ich noch nicht so recht, aber er war ja nicht auszuschließen.

Um Lena aktiver an dem Prozess zu beteiligen und die kommende Woche zu überbrücken, bat ich sie, ein paar Bilder zu malen, ohne Vorgaben; allerdings sollten Häuser oder Bäume dabei sein.

Drei Tage später wies der Hausarzt Lena doch ins Krankenhaus ein, weil sie ein weiteres Pfund abgenommen hatte. Zunächst fragte ich mich enttäuscht, ob unsere Arbeit nun umsonst gewesen sei. Dann erfuhr ich aber, dass die Ärzte des Krankenhauses froh waren, dass Lena in mir schon eine Ansprechpartnerin hatte. Sie beurlaubten Lena für die Zeit der geplanten Sitzungen.

Lena brachte beim nächsten Treffen ihre Bilder mit. Sie zeigten Häuser und Bäume, von denen jeweils ein Haus und ein Baum derartig überragend und ausladend waren, dass die anderen ausweichen mussten und sich daneben recht kümmerlich ausnahmen. Ich fragte Lena, wem sie diese übergroßen Häuser und Bäume innerhalb ihrer Familie zuordnen würde. Ohne Zögern war ihr klar, dass der mächtige Baum und das große Haus ihrer Mutter entsprachen; sich selbst und den Vater identifizierte sie mit den jeweils schmächtigeren.

Frau B. hatte wie immer zugehört und ihr war anzumerken, wie sehr sie über Lenas Worte erschrak; sie war plötzlich den Tränen nahe. Lena verließ unter dem Vorwand, zur Toilette zu müssen, das Sprechzimmer und setzte sich später ins Wartezimmer.

Lenas Mutter ergriff ihre Chance mit beiden Händen: Sie war tief betroffen davon, dass ihre Fürsorge, mit der sie alle verwöhnen wollte, als übermächtig und geradezu erdrückend empfunden wurde. Ihre „Überverantwortlichkeit" führte sie auf ihre eigene Kindheit zurück, als sie als Älteste von sieben Kindern ihrer kranken Mutter die Aufgaben der Haushaltsführung abnehmen musste. Sie hatte selbst nie kennengelernt, wie es ist, versorgt zu werden, und diese Erfahrung wollte sie ihrer eigenen Tochter ersparen. Wir beendeten die einstündige Sitzung mit einem Stress Release.

Eine Woche später trafen wir uns erneut, Frau B. fühlte sich befreit und entspannt und Lena war froh, weil sie inzwischen aus dem Krankenhaus entlassen worden war. Sie hatte dort beschlossen, gerade so viel zu essen, dass sie ihr vorgegebenes „Entlassungsgewicht" vorweisen konnte, das Voraussetzung für die Entlassung war.

Der Krankenhausaufenthalt bot jetzt einen willkommenen Anlass, das lange gemiedene Thema Essen anzusprechen, und Lena zeigte sich auch zögernd dazu bereit. Lena begann zu verstehen, dass sie sich weigerte, eine erwachsene Frau zu werden wie ihre Mutter. Sie wollte weder deren Aktionismus nacheifern noch deren Haltung, für alles in der Welt verantwortlich zu sein. Wir kamen auf die Begriffe unserer ersten Sitzung zurück (Wut, Anpassung, unerreichbar), die für sie jetzt gut ins Bild passten, sodass sie auch mit einem Stress Release einverstanden war.

Nach dieser Sitzung meinte Lena, sie bräuchte nicht mehr zu mir zu kommen, außerdem habe sie immer schon den Verdacht gehabt, dass es letztlich doch um das Essen gehe, aber ich sei ihr damit wenigstens nicht dauernd „auf die Nerven gegangen". Sie werde jedoch gern auf meine Hilfe zurückgreifen, wenn es mal nötig sei.

Ich hatte nicht erwartet, dass die Behandlung einer Magersuchtphase damit beendet sein würde. Aber es war so! Die Bereitschaft der Mutter, ihren eigenen Anteil zu bearbeiten, die Kooperationsbereitschaft des Krankenhauses, der Behandlungsbeginn noch im Anfangsstadium der Störung und vermutlich auch die dezente Führung mithilfe des Muskeltests hatten dazu beigetragen, dass dieses Problem dauerhaft überwunden wurde.

Ein halbes Jahr später zeigte mir Frau B. ein Foto von einem wohlproportionierten Mädchen mit strahlenden Augen: Lena! Frau B. hielt noch einige Jahre Kontakt zu unserer Ausbildungsarbeit, und solange ich etwas von ihr hörte, war Lenas Essverhalten normal.

So „einfach" wie bei Lena ist meine Arbeit mit erwachsenen Frauen, die unter Anorexie oder Bulimie litten (Männer mit dieser Störung habe ich nie getroffen), sonst nicht verlaufen. In fast allen Fällen war es ein langer und manchmal mühsamer Weg – aber auch da hat sich die Bearbeitung in Form des Auflösens alter Prägungsmuster immer wieder bewährt.

Traumata

Um den Begriff „Trauma“ lässt sich im heutigen psychologischen Sprachgebrauch keine klare Grenze ziehen. Werden einerseits darunter schwere seelische oder körperliche Verletzungen verstanden, wie sie Folter, Vergewaltigung, Holocaust, Katastrophen und Vergleichbares hinterlassen, sprechen andererseits heute andere psychologische Richtungen schon bei den Erfahrungen, die ich in unserer Arbeit als *Prägung* bezeichne, von „chronischer Traumatisierung“; manche Vertreter relativieren sie als „Mikrotraumatisierung“. In diesem Verständnis ist *jede* Versagung eines Wunsches oder *jede* Korrektur eines Verhaltens ein kleines Trauma.

Wenn wir von frühkindlichen Erfahrungen ausgehen, ist es tatsächlich nicht einfach zu beurteilen, welche Einflüsse prägen, *ohne* zu zerstören, und welche Einflüsse das Kind zunehmend von sich selbst entfremden. *Jede* Kultur, jede Gesellschaft ist durch eine typische „Prägung“ charakterisiert, die keineswegs Identitätsverlust des Einzelnen bedeutet. Hier kann man sicher nicht von Traumatisierung sprechen. Wo andererseits ein Kind – ob durch gesellschaftlichen Konsens oder durch individuelle elterliche Verhaltensweisen – existenziellen *Mangel an liebender Zuwendung* erlebt, dürfte der Begriff des Traumas durchaus berechtigt sein.

Diese Überlegungen sind nicht bloße Theorie, denn für die therapeutische Begleitung (besonders mit der psychologischen Kinesiologie) erhebt sich an dieser Stelle eine schwierige Frage: Wenn wir bewusst Rückschau halten auf vergangene Erfahrungen, ist zu entscheiden, inwieweit das konkrete Erleben (also auch das Trauma, das „damals“ stattgefunden hat) als solches erneut angeschaut werden muss oder nicht. Während es sich beim Erforschen von Prägungsmustern geradezu von selbst versteht, besonders genau hinzuschauen, auf welche Weise bestimmte Umstände das Kind in seinem seelischen Erleben und Verarbeiten beeinflusst haben, erfordert ein traumatisches Erleben im engeren Sinne einen anderen Umgang. Schließlich sind, im Unterschied zu Prägungsmustern, die oben angesprochenen *zerstörenden* Traumata längst als existent bekannt und müssen nicht erst durch Hinschauen „entdeckt“ werden (egal, ob *mit* oder *ohne* Muskeltest). Welche Veränderung sollte es denn bewirken, die Erinnerung stets aufs Neue wachzurufen?

Aber wie verhält es sich mit Erlebnissen, die irgendwo *zwischen* „zerstörendem Trauma“ und „Prägung“ angesiedelt sind, wie Vernachlässigung als Kleinkind, Trennung von der Mutter, fehlende aufrichtige Zuwendung, Mangel an konstruktiver Lenkung und dergleichen? Müssen all diese Verletzungen wie die Prägungsmuster zwecks Heilung genau angeschaut, bewusst nacherlebt und in ihrem ganzen Schmerz nachempfunden werden? – Oder reicht die Erkenntnis der Zusammenhänge, wie dadurch die seelische Verarbeitung beeinflusst wurde?

Wenn ich es als übergeordnetes Anliegen meiner therapeutischen Aufgabe verstehe, den Menschen zu begleiten, damit er „zu sich kommt“ und (wieder) ein gesundes Selbstgefühl entwickelt, dann mag sich das durchaus unterschiedlich ausdrücken: Derjenige, der sich noch nie zugestanden hat, eine frühkindliche Verletzung als solche anzuerkennen, macht sicherlich einen großen Schritt auf sich selbst zu, wenn er bereit ist, den Schmerz anzuschauen. Dann kann sogar das Nacherleben des Schmerzes heilsam sein. Derjenige aber, der sich ohnehin essenzieller Entbehrungen bewusst ist und sein Trauma kennt, braucht eher das Lösen von Reaktionsmustern, die ihn in seiner Fixierung an das Erlebte gefangen halten.

Hier konkret auf weitere Therapieoptionen einzugehen würde den Rahmen unseres Anliegens sprengen. Stattdessen möchte ich einen verbreiteten Therapieanlass in Gestalt einer traumatischen Erfahrung aufgreifen, um anschaulicher zu machen, wie ich diese Balance zwischen Hinschauen und Darüber-hinaus-Schauen meine: Traumatisierung durch sexuellen Missbrauch stellt uns bei einer zurückblickenden Therapie ebenfalls vor die Frage, inwieweit die Erlebnisse selbst „aufgedeckt“ und betrachtet werden müssen. Schauen wir uns dazu zwei Varianten an:

„Schocktherapie"

In einer Praxis für Ernährungsberatung, unweit von meiner damaligen Landpraxis, brach vor etlichen Jahren geradezu ein „Missbrauchsboom" aus. Mehrere Patientinnen, die ich als Hausärztin betreute, erhofften sich dort einen Durchbruch zur Gewichtsreduktion. Die Leiterin, die als Ernährungsberaterin (und nicht als Therapeutin!) einen Wochenendkurs Kinesiologie besucht hatte, suchte seitdem für jede Teilnehmerin bei der ersten Begegnung per Muskeltest die „Ursache" ihres Übergewichts, um mit ihr daran zu arbeiten. Und nach allen Informationen, die mir zugänglich waren, „fand" sie bei *jeder* Teilnehmerin frühkindlichen sexuellen Missbrauch. Was zur Folge hatte, dass die umliegenden Hausärzte mehrere der betroffenen Frauen in psychischen Zusammenbrüchen auffangen mussten …

Egal, ob diese Ergebnisse aus einer mentalen Übertragung beim Muskeltest hervorgegangen sind oder ob vielleicht das eine oder andere Mal sogar die Wahrheit getroffen wurde: Die Art und Weise der „Bearbeitung" hat diese Frauen nur schockiert und destabilisiert – heilsam habe ich es im Rückblick darauf bei keiner von ihnen erlebt.

Aus solchen und ähnlichen Erfahrungen heraus ist es mir zum Leitsatz geworden, keinesfalls nach einem Trauma zu „bohren", auch und schon gar nicht per Muskeltest. Wenn es zur Heilung erforderlich ist, dem Schmerz einer Verletzung nochmals nachzugehen, wird das Unterbewusstsein den Zugang dazu freigeben, sobald eine therapeutische Beziehung, auf welcher Basis auch immer sie ihren Anfang genommen hatte, Vertrauen aufgebaut und Halt vermittelt hat.

In diesem Sinne dürfte eine *seelische* Wunde ebenso wie eine körperliche „von den gesunden Rändern her" heilen. Das gilt aus meiner Sicht auch dort, wo ohnehin schon eine traumatische Erfahrung vermutet wird oder sogar bewusst therapiert werden soll. Hin und wieder kamen Frauen zu mir in die Praxis, die von einem sexuellen

Missbrauch in ihrer Kindheit wussten und diesen „bearbeiten" wollten. Doch trotz Kenntnis dieser Erlebnisse führte die Resonanz unserer Gespräche (ebenso wie der Muskeltest) eigentlich nie zu einer direkten Konfrontation mit dem unmittelbaren Übergriff. Am Ende verlief die „Bearbeitung des Missbrauchs" meist so, dass ganz andere Themen und Aufgaben anstanden. Ich glaube, am besten kann ich anhand von Gudrun J. aufzeigen, was ich meine:

Missbrauch – nicht immer das einzige oder vorrangige Trauma

Gudrun J., etwa 60 Jahre alt, kam auf Empfehlung eines ärztlichen Kollegen in meine Praxis, um das Trauma sexuellen Missbrauchs in der Kindheit zu verarbeiten. Frau J. war verängstigt, gehemmt, depressiv und litt unter ständigen Schuldgefühlen ihrem Mann gegenüber. Dieser wiederum war überbesorgt und zugleich vorwurfsvoll, weil sie psychisch so eingeengt war. Auch er drängte sie sehr, „endlich den alten Mist loszuwerden".

Selbstverständlich ließ ich Frau J. über all das reden, was sie bedrückte und was sie sich dazu dachte. Aber alles, was ich hörte, waren eher gedankliche *Überzeugungen* zu dem Thema Missbrauch als ein spürbarer Zusammenhang: Sie hatte Probleme mit Selbstvertrauen („Das kommt sicherlich vom Missbrauch"), sie hatte Schwierigkeiten im Umgang mit ihrem Mann (auch das schob sie auf den Missbrauch), sie fand sich im Kontakt mit anderen Menschen nicht zurecht (und vermutete auch dahinter die Missbrauchserfahrung) …

Insgesamt habe ich Frau J. etwa zwei Jahre in Abständen von vier bis sechs Wochen begleitet. Dabei haben wir ganze zwei (!) aufdeckende Sitzungen gemacht!

Die erste Reise mit dem Muskeltest führte ins fünfte Lebensjahr mit den Begriffen „Schuldgefühle", „Spott" und „ernst nehmen". Gudrun J. schien irritiert. Diese Zeit wollte ebenso wenig wie die Begriffe zu den sexuellen Übergriffen ihres Onkels passen, die sie mit etwa acht Jahren erlebt hatte. Ich ließ sie erzählen, was sonst noch diese Zeit oder überhaupt ihr Leben als Kind ausmachte.

Sofort sprang sie auf „Spott" und „ernst nehmen" an: Ja, alle hatten sich über sie lustig gemacht. Als jüngstes Kind konnte sie mit den älteren Schwestern meist nicht mithalten und die zogen sie ständig auf als „klein Doofie mit Plüschohren", und auch die Mutter lachte sie immer wieder aus. Dieses Etikett behielt sie ihre ganze Kindheit hindurch, und während sie darüber sprach, fühlte sie sich betroffen, beschämt und schuldig. Seitdem trug sie das Stigma mit sich, „sowieso alles falsch zu machen", „zu allem zu blöd und zu nichts nütze" zu sein.

Es ist kaum zu fassen, welchen Schaden die Demütigungen des kleinen Mädchens angerichtet hatten! Und ich schließe nicht aus, dass sogar die späteren sexuellen Übergriffe schon auf diesem Boden genährt wurden. Wer sich unwert und nichtsnutzig fühlt, ist ein leichtes Opfer, das am Ende noch die Schuld bei sich selbst sucht …

Ich betrachte im Rückblick auf die zwei Jahre diese eine Sitzung als den entscheidenden Wendepunkt. Danach hatten wir immer wieder Gelegenheit, ermutigende Impulse in ihrem Leben zu setzen. Nach und nach lebte sie auf und entwickelte zunehmend ein gutes Selbstgefühl. Auf dieser Basis widmete sie sich ihren kreativen Interessen, nahm an diversen Kursen teil, verabschiedete sich von unerfreulichen Bekanntschaften, schloss neue Freundschaften, versöhnte sich mit ihren Schwestern, änderte den Umgang mit ihrem Ehemann (der diesen Impuls freudig aufgriff und sich ebenfalls therapeutisch unterstützen ließ) – kurz und gut, sie hatte Freude am Leben und an ihrer Familie. Und alles das, ohne dem „Auftrag" zu folgen, am sexuellen Missbrauch zu arbeiten …

Selbstfindungsprozesse

Eigentlich sind Selbstfindungsprozesse impliziter Teil jedes Heilungsweges, wenn Krisen, Depressionen oder körperliche Erkrankungen einen Menschen veranlassen, therapeutische Hilfe zu suchen. Ich erwähne sie hier dennoch gesondert, weil Therapeuten, die kinesiologisch arbeiten, dieser Klientel öfter begegnen werden. Denn immer häufiger führt heutzutage schon ohne äußere oder innere Not allein der Wunsch nach Selbstfindung in Seminare und Praxen mit alternativer Heilkunde oder Coachingangeboten.

Als Therapeutin freue ich mich, wenn Menschen ihr Leben schon „vorbeugend" in die Hand nehmen wollen. Sie tun eine Menge zur seelischen Gesunderhaltung. Was könnte man ihnen Besseres wünschen?

Aber meine Freude ist nicht ungeteilt. Denn ich sehe, dass es oft die Falschen sind, die diesen Weg einschlagen. Es sind meist diejenigen, die unter Selbstentwertung leiden und in therapeutischer Zuwendung oft eine flüchtige Ersatzbefriedigung finden, anstatt ihre eigene echte Kraft zu entfalten. Dies wird ihnen besonders leicht gemacht durch die Überfülle von Angeboten auf dem Selbsterfahrungsmarkt, die eine verbindliche und tiefer gehende Therapiebeziehung umgehen lässt, die Betroffenen aber letztendlich unerfüllt zurücklässt. Die Ähnlichkeit mit einer Sucht liegt nahe – „Selbsterfahrungssucht" könnte man sie nennen.

Den heilsamen Lösungsweg aus diesem dauernden Kreisen um die eigene Geschichte erleben die Betroffenen dann nicht in der Sucht beziehungsweise der Suche nach immer neuen therapeutischen Hilfen, sondern oft erst in einer respektvollen Konfrontation mit diesem Verhaltensmuster.

Wenn Selbsterfahrungsprozesse im gesunden Sinne einer Wegfindung begleitet werden, dann tut die psychologische Kinesiologie dabei einen guten Dienst. Hier finden Muskeltest und Stress Release ihren Einsatz, um die persönlichen Potenziale freizulegen, die unter verinnerlichter Fremdbestimmung verschüttet sind. Eine „lange Leine" bei der Terminvereinbarung ermöglicht dabei, die angestoßenen Prozesse eigenverantwortlich auszuloten und umzusetzen.

Psychotische Störungen

Psychotische – insbesondere paranoide und bipolare – Störungen wie auch das Borderline-Syndrom sehe ich nicht als Indikationen für die psychologische Kinesiologie an, weil ich aufdeckende Arbeit immer dort für kontraindiziert halte, wo Patienten nicht verlässlich über Einsichtsfähigkeit und Selbststeuerungsvermögen verfügen. Andererseits schließe ich nicht aus, dass sich in stabilen Phasen durchaus einzelne Themen auf diese Weise bearbeiten lassen, die letztlich eine positive Auswirkung auf den Verlauf der Psychose haben. Dies weiter zu erkunden möge vielleicht eine Anregung für klinische Therapeuten sein – immerhin soll neben anderen der amerikanische Psychiater (und Pionier der Kinesiologie) John Diamond auch schon mit psychotischen Patienten erfolgreich gearbeitet haben. Möglicherweise lassen sich die Perspektiven zum Einsatz der psychologischen Kinesiologie durch fachliches Ausloten noch deutlich erweitern?

Übersicht über den Nutzen von Muskeltest und Stress Release bei den wichtigsten Indikationen

Zum Abschluss unserer Betrachtungen folgt hier eine schematische Übersicht, die die Wertigkeit unserer kinesiologischen Arbeitsinstrumente bei den Hauptindikationen aufzeigt. Die Grafik auf Seite 163 soll in etwa den Stellenwert von Muskeltest (MT) und Stress Release (SR) im Verhältnis zu anderen, hier nicht einzeln bezeichneten Begleitmaßnahmen (BM) veranschaulichen. Dabei wird jeweils eine Skala von 0 (= ungeeignet) bis 10 (= optimal) zugrunde gelegt.

Die Zahl der Sternchen in dieser Übersicht gibt an:

*** = optimale Behandlungsstrategie,

** = sehr gut geeignetes Instrument,

* = begleitend hilfreich

** (–***) bedeutet: sehr gut geeignet (*bis* optimal)

Stellenwert von Muskeltest und Stress Release bei wichtigen Indikationen

Psychosomatische Erkrankungen

0 BM MT SR 10 — MT ** (–***), SR ** (–***), BM *(–**)

Ängste

0 BM MT SR 10 — MT **, SR ***, BM **

Phobien

0 BM MT SR 10 — MT ***, SR ***, BM *

Depressionen

0 MT SR BM 10 — MT **, SR **, BM **(–***)

Konflikte

0 BM (BM) MT SR 10 — MT ***, SR ***, BM *(–**)

Krisen

0 MT SR BM 10 — MT *, SR **, BM ***

Süchte

0 MT SR BM 10 — MT *, SR *, BM ***

Essstörungen

0 MT SR BM 10 — MT **, SR **, BM **(–***)

Traumata

0 MT SR BM 10 — MT (*), SR *, BM ***

Erfolge, Nebenwirkungen, Aussichten

Im vorigen Kapitel haben wir verschiedene Situationen betrachtet, in denen die Elemente der psychologischen Kinesiologie wertvolle und oft erstaunliche Dienste leisten. Vermutlich war dabei nicht zu übersehen, dass der Erfolg, den der Muskeltest beiträgt, nicht von der Häufigkeit seiner Anwendung abhängt, sondern vom Einsatz an der richtigen Stelle – in diesem Fall hilft er, entscheidende Weichen im psychischen Erleben eines Menschen zu stellen.

Ob psychologische Kinesiologie wirklich hält, was ich in diesem Buch „verspreche", kann natürlich erst beurteilt werden, wenn noch weit mehr Therapeuten unterschiedlicher Ausrichtung mit dieser Arbeitsweise Erfahrungen gemacht haben. Zumal es ohnehin schwierig ist, hinsichtlich der *Wirkung* psychotherapeutischer Maßnahmen oder überhaupt einer Persönlichkeitsentwicklung *Vergleiche* anzustellen – es sei denn, dies wird durch Studien mit standardisierten psychologischen Testverfahren abgesichert. Das müsste gegebenenfalls nachgeholt werden, wenn die psychologische Kinesiologie auch wissenschaftlich auf den Prüfstand kommen sollte. Ich bin sicher, sie wird diese Prüfung bestehen.

Aber therapeutische Entscheidungen gründen sich ja nicht in erster Linie auf Studien, sondern auf Erfahrungen. Und diese lassen sich mit Stress Release ebenso wie mit dem Muskeltest ohne allzu großen Aufwand sammeln. Welchen Wert psychologische Kinesiologie für Ihre Arbeit bekommen kann, werden Sie relativ schnell einschätzen können, indem Sie zunächst das Stress Release in Ihre Arbeit integrieren und früher oder später die Fingerzeige und Informationen des Muskeltests hinzunehmen. So dürften Sie recht bald Rückmeldungen darüber bekommen, in welcher Weise diese Instrumente Ihr therapeutisches Setting bereichern.

Jedes potente Heilmittel hat in der Regel „Risiken und Nebenwirkungen“ – diese wollen wir auch hier nicht außer Acht lassen. Bevor Sie in die Anwendung gehen, sollten Sie nicht nur wissen, was zu tun ist und wo die Grenzen des Wirkungsspektrums sind, sondern auch, wo eventuelle Fallstricke liegen:

Vorsicht: „Suchtpotenzial“!

Eine bei Anwendern des Muskeltests weitverbreitete und als Durchgangsphase meist harmlose „Nebenwirkung“ des Muskeltestens ist eine gewisse *Abhängigkeit* durch Faszination. Während das Stress Release nach meiner Erfahrung nicht „suchtgefährdend“ ist, weil es nicht die Neugier anreizt, ist der Muskeltest als Sondierungsinstrument für das Unterbewusstsein geradezu verführerisch spannend. Man kann auch niemandem verdenken, wenn die Neugier auf all das, was in den unerschöpflichen Tiefen unseres Seelenlebens verborgen ist, bei der Suche nach Hürden, Blockaden, Mustern und kindlichen Erfahrungen zu immer neuen „Tauchgängen“ animiert. Problematisch wird es erst dann, wenn durch ständiges Graben in der Vergangenheit die Gegenwart vernachlässigt wird und therapeutische Begleitung geradezu zum Selbstzweck und damit zu einer unendlichen Geschichte wird.

Die geschickteste Vorbeugung gegen eine „Muskeltest-Sucht“ ergibt sich fast schon von allein, wenn Patienten erstens von vornherein über den Muskeltest hinaus noch andere, nach vorn gerichtete Begleitmaßnahmen kennenlernen und wenn zweitens der Blick in die Vergangenheit sich mehr auf das Erkennen von *Mustern* konzentriert als auf die Suche nach „interessanten“ Ereignissen. Das Verstehen von Verhaltensmustern hat einen eher nüchternen Charakter, während *Ereignisse* oft als spannend wie Krimis erlebt und verfolgt werden. Wer sich auf Prägungsmuster konzentriert, läuft weit weniger Gefahr, bei jeder Stagnation des Entwicklungsprozesses ein weiteres „dunkles Geheimnis“ in der Vergangenheit zu vermuten.

Am besten können wir die Patienten vor einer solchen „Testsucht“ bewahren, wenn wir selbst bewusst durchdacht und entschieden haben, welche begrenzte Aufgabe der Muskeltest in unserer Begleitung übernehmen soll. Dabei muss nicht meine persönliche Minimalversion, wie ich sie in diesem Buch dargestellt habe (also das Suchen nach grundlegenden Reaktionsmustern als primärer Zweck), zum Maßstab werden, denn auch häufigere Sitzungen in kleineren Schritten und die Lösung von Teilaspekten werden dem Patienten jeweils neuen Handlungsspielraum eröffnen. Doch wir sollten im Blick behalten: Wer ständig in Vergangenem gräbt, sollte sich nicht wundern, wenn er nicht von der Stelle kommt.

(Fehl-) Deutungen

Als Nächstes sei hier an ein weiteres „Risiko“ erinnert, das ich bereits in einem früheren Zusammenhang erwähnt habe: die Gefahr vorschneller oder einseitiger Deutungen.

Die Triggerbegriffe, die der Muskeltest aus den vorgegebenen Listen herausfiltert, tragen in sich keine absolute oder objektive Aussage. Sie geben *Hinweise*, aber keine eindeutige Antwort. Damit bedürfen sie der persönlichen Deutung, die im weiteren Gespräch mit dem Patienten *erkundet* werden muss. Es gilt, sowohl die Sichtweise des Patienten zu erweitern als auch die eigene, indem weitere Möglichkeiten der Auslegung in den Blick genommen werden.

Beispielsweise habe ich mehrmals erlebt, dass Patienten erschracken, als beim Muskeltest der Begriff „Missbrauch“ fiel. Sie assoziierten damit sofort (wie anfangs auch ich) die gängige Vorstellung von sexuellen Übergriffen – die jedoch gar nicht in die bearbeitete Thematik passten. Indem wir den Begriff bewusst auf seine wörtliche Grundbedeutung zurückführten, öffneten sich aber sehr schnell auch andere Bezüge: Ist es nicht ebenfalls Missbrauch, wenn ein Kind die (asexuelle) Rolle des Ehepartners einnehmen muss? Oder wenn sich ein Elternteil „an der Schulter des Kindes ausweinen“ muss, wenn das Kind zum Muttersatz oder zum Vorzeigeobjekt wird? Ich wüsste keinen treffenderen Begriff dafür als „Missbrauch“.

Diese ersten Nebenwirkungen – „Suchtgefährdung“ und fixierte Deutungen – möchte ich als recht häufig, aber undramatisch einstufen. Wer als Therapeut sein eigenes Tun selbstreflektiert prüft, dürfte den Muskeltest in seiner Wertigkeit adäquat einschätzen und ohnehin darin geübt sein, mit dem Patienten tiefer zu schauen als auf einzelne Ereignisse oder einseitige Deutungen.

Mentale Übertragungen

Weitaus schwerwiegender, dafür aber zum Glück auch seltener, ist die Gefahr schädigender mentaler Übertragungen beim Testen selbst. Darauf habe ich in den „Grundlagen des Muskeltests“ bereits prinzipiell hingewiesen und ausführlich widme ich mich diesem Thema in meinem Buch *Der Muskeltest – Was er wirklich kann. Erkenntnisse aus der Praxis: Chancen, Grenzen, Erfahrungen*. Hier möchte ich dieses Phänomen kurz in konkreten Bezug zur psychotherapeutischen Arbeit setzen:

Es lässt sich nachweisen, dass wir beim Muskeltesten über Gedankenfelder miteinander kommunizieren. Das heißt, was *ich* denke, ist in der Lage, das Muskelsystem *eines anderen* zu beeinflussen. Das kann bewusst geschehen und ist dann offenkundig ethisch unvertretbar und wird vermutlich von keinem Therapeuten intendiert. Im Gegenteil, es ist für Anwender des Muskeltests in der Regel selbstverständlich, sich *vor* dem Testen darauf einzustimmen, dass sie „keine Erwartungen in den Test projizieren“. Die Krux ist nur, dass Fehlergebnisse beim Muskeltesten in den seltensten Fällen auf absichtlicher Manipulation beruhen, sondern überwiegend auf Übertragungen, die tiefer liegenden (oft unbewussten) Überzeugungen entspringen. Darauf werde ich gleich noch einmal zurückkommen.

Nun ist es, wie die Hirnforschung festgestellt hat, schon *ohne* Muskeltest durchaus nicht abwegig, dass man einem Menschen eine „Erinnerung“ an etwas suggerieren kann, was niemals stattgefunden hat. Der Neurowissenschaftler Manfred Spitzer schildert in seinem Buch *Nervenkitzel* (Frankfurt 2006, S. 100) unter anderem einen Versuch, bei dem Probanden von Angehörigen an mehrere reale frühere Ereignisse erinnert werden sollten. Unter die *tatsächlichen* Ereignisse wurde aber eine *fiktive*, unwahre Episode eingeschmuggelt, die die Versuchsleiter konstruiert hatten, nämlich: dass der Proband als fünfjähriges Kind in einem Supermarkt verloren gegangen sei, dort von einer alten Dame aufgefunden und später wohlbehalten nach Hause gebracht worden sei. Immerhin fast ein Drittel der Probanden „erinnerte sich“ bildhaft an dieses Ereignis und konnte die alte Dame sogar beschreiben …

Bedenken Sie, was es bedeutet, wenn dann noch der Muskeltest hinzukommt, der solchen „Erinnerungen“ beziehungsweise Suggestionen Nachdruck verleiht! Könnte nicht so manche „dramatische Kindheitserfahrung“ möglicherweise genau auf diesem Weg zu einer „Erinnerung“ werden, die aber eher eine unterschwellige Überzeugung des Testenden ist als eine Information des Patienten? – Denken Sie nur an das Beispiel, dass eine Ernährungsberaterin jeder übergewichtigen Frau sexuellen Missbrauch als Kind „antestete“. Von ähnlichen Testerfahrungen haben Kursteilnehmer mir wiederholt berichtet. *Eine solche „therapeutische Traumatisierung“ liegt also* mit *Muskeltest näher als* ohne *ihn,* das müssen wir als verantwortungsbewusste Therapeuten im Auge behalten.

Der Therapeut als „Heilmittel“

Da der Muskeltest nicht aus sich selbst heraus, sondern nur durch Kopf und Hand eines Anwenders funktioniert, sollten wir auch den Therapeuten selbst im erweiterten Sinne als „Heilmittel“ betrachten – inklusive seiner potenziellen „Nebenwirkungen“. Wenn ihm daran gelegen ist, unerwünschte Übertragungen im Test zu vermeiden, sollte er Wege kennen, wie dies gelingen kann.

Es wäre ein großer Irrtum, anzunehmen, der Therapeut könne sich durch eine Generalentscheidung pauschal „neutralisieren". Wo Menschen einander begegnen und sich – wie es in einer Therapie oder innerhalb eines Wachstumsprozesses erforderlich ist – füreinander öffnen, wird es immer und unvermeidbar Übertragungen geben, und das ist keineswegs nur von Nachteil, sondern durchaus ein heilsamer Aspekt. Zu bedenken ist nur, dass es jeweils zwei Seiten einer Übertragung gibt: eine, die den Heilungsprozess fördert, und eine, die ihm abträglich ist.

In diesem Sinne hat auch Suggestion ihre heilkräftige Seite, wie sie in der Hypnotherapie oder in Form von Affirmationen genutzt wird oder schon allein durch das Vermitteln von Hoffnung. Ihre „dunkle" Seite hingegen könnte beispielsweise darin liegen, dass die Lage eines Menschen als aussichtslos hingestellt wird oder dass einem Schwerkranken eingeredet wird, man könne jede Art von Krankheit heilen, wenn man nur den richtigen Ansatz finde …

In diesem gleichen Sinne gibt es auch beim Muskeltesten erwünschten und unerwünschten Einfluss innerhalb des Kommunikationsfeldes zwischen Therapeut und Patient: Erwünscht sind Wissen und Kompetenz des Behandelnden, unerwünscht sind fixierte Überzeugungen.

„Wissen" einerseits und „Überzeugung" andererseits liegen oft nahe beieinander, wobei Wissen offen bleibt für neue Erkenntnisse, während Überzeugung durch Fixierung charakterisiert ist. Wer „überzeugt" ist, wird seltener etwas außerhalb dieser Überzeugung „einsehen". Und da gerade Überzeugungen innerhalb menschlicher Kommunikation eine starke Durchsetzungskraft haben, setzen sie sich auch im Kommunikationsfeld der Testenden unterschwellig durch.

Überzeugungen sind natürlich nicht grundsätzlich falsch – sie können zutreffen oder auch nicht. Da sie aber der eigentliche „Gefahrenherd" beim Muskeltesten sind, müssen wir als Therapeuten bereit und in der Lage sein, unsere Überzeugungen zu *öffnen*. Das kann, wie erwähnt, niemals pauschal geschehen, sondern immer nur im Einzelfall. Wir müssen demnach eine Überzeugung nach der anderen bewusst machen und konkret kennenlernen, denn erst dann können wir deren Absolutheit und Allgemeingültigkeit infrage stellen. Erst wenn mir beispielsweise *bewusst* ist, dass ich das vorgeburtliche Versterben eines Zwillingsgeschwisters als lebenslänglich nachwirkendes Trauma betrachte, kann ich einen Schritt zurücktreten und den Informationen des *Patienten* den Vortritt lassen. Entscheidend ist ein Gedankengang wie dieser: „Aha, so denke ich, seit ich das im letzten Aufstellungskurs erlebt habe. Woher will ich aber *wissen* (=gewiss sein), ob diese Annahme allgemeingültig ist? Deshalb möchte ich jetzt unabhängig davon erfahren, was der Muskeltest sagt!“

Diese Art des Selbst-bewusst-Werdens mit anschließender (ehrlicher) Infragestellung hat sich als guter Schutz gegen ungewollte Beeinflussung des Patienten beim Testen bewährt. (Mehr dazu bei Interesse in meinem oben erwähnten Buch *Der Muskeltest …*)

Um das eigene Denken in jeder Hinsicht konsequent zu durchleuchten, reicht es allerdings nicht aus, nur eine gewisse Selbstreflexion zu pflegen, denn diese kreist üblicherweise in vertrauten Bahnen und eröffnet nicht zwangsläufig *neue* Blickwinkel. Der Blick erweitert sich in der Regel erst, wenn wir erlauben, dass andere (Andersdenkende) ebenfalls einen Blick auf unser Denken werfen. Dies ist das Anliegen von Qualitätszirkeln und Supervisionen, die ich in der Arbeit mit dem Muskeltest für noch dringlicher halte als bei sonstigen therapeutischen Richtungen. Immerhin weiß ich kaum ein Instrument, das einerseits vom Patienten so sehr als Indikator seines Unterbewusstseins verstanden werden muss und andererseits zugleich so anfällig ist für mentale Übertragungen des Therapeuten.

Jenseits des Muskeltests: Das Fundament der Weltsicht

Einfluss auf die Muskeltestergebnisse haben nicht nur einzelne Theorien oder Annahmen des Therapeuten. Was darüber hinaus unsere Arbeit mit dem Patienten prägt, ist unsere grundsätzliche Sicht der Welt und des Menschseins. Das betrifft unsere Grundhaltung ebenso wie auch bestimmte inhaltliche Überzeugungen. So ist mir in Arbeitsgruppen aufgefallen, dass Hinweise des Muskeltests auf ein „früheres Leben" wiederholt bei Therapeuten auftreten, die Reinkarnation für gegeben oder für möglich halten, während diejenigen, in deren Weltsicht die Wiedergeburt keinen Platz hat, auch nicht zu solchen Testergebnissen kommen.

Auch das übergeordnete Ziel einer jeden seelisch-geistigen Begleitung beruht auf unserem Verständnis vom Platz des Menschen in der Welt und vom Sinn seines Lebens: Sollen wir einen Patienten so schnell wie möglich im Sinne des Wirtschaftssystems wieder funktionstüchtig machen, damit er nicht seinen Arbeitsplatz riskiert? – Sollen wir mit ihm eine persönliche Fluchtburg psychischen Wohlbefindens aufbauen? – Bieten wir ihm eine Begleitung in sinnorientierter Persönlichkeitsentwicklung an, die vielleicht weit über das momentane Befinden hinausschaut? – Wo liegen gegebenenfalls ethische, verantwortbare Grenzen?

Zählt nur das Wohlbefinden der Patienten?

Ein Patient erwartete, dass unsere Sitzungen seine Schuldgefühle und Schlafstörungen beseitigen würden, die ihn während eines fortgesetzten Steuerbetrugs quälten …

Ein anderer suchte Aufwertung in seiner Neigung zu Pädophilie.

Eine Patientin schwor „Rache" für von ihr erlittenes Unrecht und wollte „selbstbewusster" werden, um ihre Rachepläne verwirklichen zu können …

Eine weitere Patientin, die „endlich glücklich sein" wollte, weigerte sich kategorisch, ihre massiv gestörten Beziehungen als Teil ihres Unglücklichseins zu betrachten; sie wollte „damit nichts mehr zu tun haben" – ich hingegen konnte ihr nur anbieten, genau dort hinzuschauen …

Woran hätten Sie in diesen Fällen Ihr therapeutisches Handeln ausgerichtet? Zählt jederzeit primär das augenblickliche persönliche *Wohlbefinden* des Patienten oder gibt es ein *übergeordnetes* Wohl seiner Person? Und fühlen Sie sich verantwortlich gegenüber einem Gemeinwesen oder einer anderen Instanz? – Zwar werden solche Überlegungen eher in Ausnahmesituationen anstehen, aber an ihnen zeigt sich, dass wir eine Orientierungsgrundlage brauchen, von der aus wir nicht nur in außergewöhnlichen Fällen entscheiden können, sondern die durchweg unsere Haltung zum Leben und damit auch zu unseren therapeutischen Aufgaben bestimmt.

Eine solche Orientierungsgrundlage wurzelt ganz wesentlich in unserem Welt- und Menschenbild. Da haben wir in unserer heutigen sogenannten postmodernen Gesellschaft die Wahl zwischen verschiedenen Weltanschauungen, die viele Menschen beliebig zu kombinieren versuchen – manchmal, ohne sich bewusst zu sein, dass diese Weltbilder auf einer grundsätzlichen Ebene nicht miteinander vereinbar sind: Entweder ist der Mensch ein materialistisch-evolutionäres Zufallsprodukt oder er ist primär ein spirituelles Wesen; entweder ist der (spirituelle) Mensch alleiniger Schöpfer seines Seins oder er ist ein Geschöpf in Beziehung zu einem Schöpfer. Jede dieser Sichtweisen wird unser therapeutisches Selbstverständnis prägen und wir werden (zumindest in Konfliktsituationen) unser Handeln aus ihnen herleiten.

Was hier vielleicht als Binsenweisheit oder als ein wenig zu weit hergeholt erscheinen könnte, wird tatsächlich selten konsequent durchdacht und hat doch erhebliche Folgen. Wer macht sich etwa bewusst, dass nach wie vor die Grundideen des „Urvaters der

Psychotherapie“, Sigmund Freud, therapeutische Ziele vorgeben, die beispielsweise religiöse Sinnsuche als pathologische Realitätsflucht abtun? Wenn ich also Patienten begleite, die Halt in ihrem Glauben und Sinn in spiritueller Orientierung finden, lautet dann die angemessene Erfüllung meiner Aufgabe, ihnen diese Lebenssicht auszutreiben? – Soll ich meiner psychotherapeutischen Ausbildung folgen oder einem anderen Prinzip? – Wenn ja: welchem?

Ein weiterer Aspekt, der unsere Weltsicht unmittelbar ins Therapeutische überträgt, betrifft die Frage, inwieweit wir den Menschen in jeglicher Hinsicht als „Schöpfer seiner Realität“ verstehen. Habe ich es konsequent durchdacht, wenn ich mich den Denkweisen mancher alternativen Therapierichtungen anschließe, die jede Krankheit und jedes Leid als etwas betrachten, was der Kranke in irgendeiner Weise selbst verursacht hat – durch falsches Denken oder Wünschen, durch verborgene Erlebnisse in Kindheit oder Karma aus früheren Leben, durch mangelndes Vertrauen oder den „fehlenden Willen, gesund zu werden“? – Welche Gegenbeispiele habe ich zur Kenntnis genommen? – Und habe ich mir die Folgen für den jeweiligen Heilungsprozess, für die Auswirkungen auf Seele und Körper, wirklich vor Augen geführt?

Solche Fragen können und sollen hier nicht allgemeingültig beantwortet werden, zumal es für keine dieser Weltsichten stichhaltige Beweise gibt. Aber um handeln zu können, müssen wir für uns selbst Position beziehen, an welcher Sichtweise wir uns orientieren, und diese gegebenenfalls für unsere Gesprächspartner transparent machen. Denn wir handeln unserem Denken entsprechend und das hat Auswirkungen – auf unsere Mitmenschen wie auf uns selbst.

Als mir diese Notwendigkeit einer Positionierung auch für meine Arbeit bewusst wurde, brachte es mich nicht weiter, verschiedene Weltanschauungen theoretisch abzuwägen. Stattdessen musste ich die *Konsequenzen verschiedene Sichtweisen* im menschlichen Miteinander ergründen, und das konnte nur in praktischer Anwendung geschehen.

Mein „Findungsweg“ …

Bei meiner Suche kam mir (*sehr* praktisch) zugute, dass ich selbst im Laufe meines Lebens mehrmals an schweren, langwierigen und diagnostisch unklaren Krankheiten gelitten habe, durch die ich mich immer wieder auf der Patientenseite erleben konnte. Aus dem, was ich dabei in Kliniken, Arztpraxen und bei alternativen Therapeuten am eigenen Leibe erfahren habe, erwuchs mein Entschluss: Maßnahmen und Verhaltensweisen, die meinem Heilungsprozess (auch mit wohlwollendem Abstand betrachtet) *abträglich* waren, will ich auch *den* Menschen nicht antun, die sich mir als Ärztin anvertrauen. Oder umgekehrt: Das, was ich als grundsätzlich heilsam erlebt habe, versuche ich ebenso *anderen* zukommen lassen – zumindest als Angebot.

So suchte ich in Phasen körperlicher Krankheit oder seelischer Probleme wie jeder andere nach Hilfe. Doch mehr als einmal blieb ich trotz wohlgemeinter Hilfestellungen krank, die verschiedenen Ansätze von Diagnostik und Therapie in konventioneller und komplementärer Medizin wollten einfach nicht greifen. Genau da aber begann eine bedrohliche Abwärtsspirale: Je kränker ich war, desto mehr wurde in mir nach „falschen Glaubenssätzen“ gebohrt, nach weiteren „Leichen im Keller“ meiner Kindheit gegraben oder Geschichten aus „früheren Leben“ vermutet, die anscheinend so furchtbar waren, dass sie nicht ans Tageslicht kommen durften. Je öfter ich hörte: „Da muss doch noch etwas sein, wenn Sie nicht gesund werden!“, desto mehr litt ich, desto kränker fühlte ich mich. Solche Mutmaßungen ließen mich hilflos im Regen stehen. Wo Schulmediziner mich durch unendliche Mühlen anonymer Diagnostik schickten oder mir zum „Allheilmittel“ Kortison rieten, ließen alternative Therapeuten nicht davon ab, nach einem „dunklen Punkt“ in meinem Leben zu jagen. Von welcher Seite auch immer – ich fühlte mich in meiner Krankheit und als Mensch unverstanden und alleingelassen.

Ich *wurde* aber letztlich immer wieder gesund, auch gegen manche medizinische Wahrscheinlichkeit. doch eben auf anderen Wegen, als es den Vorstellungen mancher wohlmeinender Therapeuten entsprach. Rückblickend bin ich sicher: Das Wichtigste, was mir solche Episoden gebracht haben, ist die Erkenntnis, wie lieblos und wenig förderlich manche Prinzipien sein können, selbst wenn sie „gut gemeint" sind und vielleicht sogar ein Körnchen Wahrheit enthalten. Am Ende übertraf mein *seelisches* Leid – bedingt durch derlei therapeutische Verhaltensweisen und die damit verbundenen Odysseen – das ursprüngliche *körperliche* Leiden. Und ich weiß, ich bin nicht die Einzige mit solchen Erfahrungen …

Was aber hätte ich stattdessen gebraucht? Was habe ich auf meinem Genesungsweg letztlich als heilkräftig erfahren?

Eindeutig kann ich aus allen schwierigen Erlebnissen und Zeiten meines Lebens den Schluss ziehen, dass es immer die *Qualität der Beziehung* zu anderen Menschen war, die heilsam wirkte. Mir halfen weder therapeutischer Aktionismus noch kluge Belehrungen noch watteweicher Trost. Aber ich fühlte mich geklärt, gestärkt und ermutigt (und damit auf dem besten Weg der Gesundung), wenn mein Gegenüber bereit war, aufrichtig auf mich einzugehen, und ich in meiner gesamten Situation *gesehen* und *ernst genommen* wurde – egal, ob es dabei um körperliche Erkrankungen oder um seelische Probleme ging. Dann konnten wir den Dingen auf den Grund gehen, dann „griffen" auch praktische Maßnahmen und ich konnte gegebenenfalls Herausforderungen oder auch kritische Hinweise akzeptieren. *Mich verstanden und „erkannt" zu fühlen war fast immer der entscheidende Schritt zur Heilung.*

… und meine Konsequenzen als Therapeutin

Die Konsequenz hieß für mich, auch als Therapeutin die *Beziehung* zu meinem Gegenüber höher zu achten als jede Methodik oder theoretisches Gedankengut. Konkret beschloss ich also, den anderen so zu behandeln, wie ich selbst gern behandelt werden wollte, und alles das zu vermeiden, was mir selbst nachhaltig abträglich war. Das heißt nichts anderes, als dem Patienten meine ganze aufrichtige Hinwendung zu schenken, aufmerksam und „erkennen-wollend" auf ihn einzugehen – ganz im Sinne der *Liebe*, wie ich sie im Zusammenhang mit der Entwicklung der kindlichen Persönlichkeit beschrieben habe:

Den ersten Schritt liebevoller Hinwendung, das Willkommenheißen, setze ich als therapeutische Haltung gegenüber den Menschen, die unsere Begleitung suchen, voraus. Aber erinnern wir uns an die andere Seite der Liebe, die oft genug schon in der prägenden Kindheit zu kurz kam und auch unter Therapeuten nicht immer selbstverständlich ist: die Bereitschaft, den anderen wirklich „erkennen" zu wollen. „Das Ich *wird* am Du" – das gilt ja nicht nur in den frühen Jahren der Kindheit, sondern ebenso in allen weiteren Entwicklungs- und Wachstumsprozessen des Menschen – erst recht in einer therapeutischen Begleitung. Hier habe ich die Aufgabe, dem Patienten durch mein Einlassen und das Zusammenspiel meiner Kenntnisse und seiner Erkenntnisse den Weg dafür zu ebnen, dass er „zu sich selbst kommen", „er selbst werden" kann. (Im Falle medizinischer Maßnahmen versetzt das den Kranken in die Lage, verständig und selbstbestimmt an Therapieentscheidungen Anteil zu haben.) Damit biete ich meinem Gegenüber das an, was er möglicherweise in seinen früheren Jahren nicht erlebt hat – nicht etwa als Wiedergutmachung für damalige Entbehrungen, sondern als Neuanfang: eine echte Form von Aufeinandereingehen und Verstehen kennenzulernen.

Das heißt, ich muss den Menschen, mit dem ich zu tun habe, *ernst nehmen*. Es dürfte sich fast schon von selbst verstehen, dass ich das wohl kaum damit realisiere, dass ich ihm *meine* Überzeugungen überstülpe, ständig in seiner Seele „bohre" oder alles „gleich-gültig" gutheiße – derlei Erfahrungen dürften in seinen jungen Jahren ja gerade zu manchen Problemen geführt haben, von denen er sich jetzt mit meiner Unterstützung lösen will. Was ihm hilft, ist eine neue Erfahrung stetig aufmerksamer Resonanz, zu der die in den früheren Kapiteln angesprochenen Werkzeuge (Fragestil, Spiegelungen …) rein „technisch" einen Teil beitragen können. Doch selbst gute Technik ist nichts wert ohne die Haltung, mit der die Werkzeuge verwendet werden.

Während ich Technik noch weitgehend automatisiert einsetzen kann, bedarf meine Haltung einer fortlaufenden bewussten *Prüfung* meiner Reaktionen im therapeutischen Miteinander. Insofern ist mein entscheidender Beitrag im Dienst für meine Patienten stetige Selbstreflexion und vor allem *die Bereitschaft, mich in ihre Lage zu versetzen*. Nicht (nur) in die Lage ihrer jeweiligen problematischen Situation oder Befindlichkeit – das ist eher eine der leichteren Übungen –, sondern in ihre Lage als Patient. Wenn ich mich in ihre Rolle in der therapeutischen Beziehung hineinfühle, wird es zur weitaus größeren Herausforderung, mit dem anderen tatsächlich so umzugehen, wie ich es an mir selbst gern erleben würde!

Um dem näher zu kommen, habe ich mir angewöhnt, bei Patientenbegegnungen sozusagen ein inneres Tonband im Hinterkopf mitlaufen zu lassen: „Wie würde ich mich beim *Hören* der Worte fühlen, die ich gerade dem anderen sage?"

Ich begann, alle meine therapeutischen Maßnahmen aus dem Blickwinkel der Empfängerseite auf mich wirken zu lassen (was mir mal besser, mal schlechter gelang), manchmal schon während einer Sitzung, manchmal erst bei einem Spaziergang, beim Tagebuchschreiben oder in einer Supervision. Und ich muss gestehen, dass ich eine Menge zu entdecken hatte, was von mir zwar „gut gemeint" war, aber mich keineswegs aufgebaut hätte, wenn ich es selbst hätte anhören müssen …

Das Prinzip ist verblüffend einfach – aber durchaus nicht immer leicht umzusetzen! Denn es erfordert von mir die Bereitschaft zu Einsicht und Selbstkritik, also auch das Eingeständnis von Irrtümern. Mich in dieser Weise völlig einzulassen, ohne meine Kontur als Therapeutin einzubüßen, war für mich eine weit größere Herausforderung, als irgendein Therapieprogramm abzuspulen. In diesem Prozess der schrittweise aufzubauenden Resonanz kann ich weder meinen Kopf durchsetzen, noch kann ich garantieren, dass ich selbst dabei immer „gut dastehe", mit einer passenden Idee zur Hand.

Ich riskiere eine Blöße, wenn ich dem anderen „erkennen-wollend“ gegenübertrete – aber nur so gebe ich ihm die Chance, in sein eigenes Selbstgefühl hineinzuwachsen. Viele Menschen fühlen sich auf diese Weise erstmals in ihrem Leben wirklich „gesehen“ und in all ihrem Sein ernst genommen. Wir als Therapeuten haben es in der Hand zu entscheiden, ob wir den Anfang damit machen wollen, unseren Patienten so zu begegnen.

Blick nach vorn: Werte und Sinn

Wenn es unser oberstes Therapiegebot ist, den anderen in seiner Selbstwerdung zu begleiten, dann gehört dazu letztendlich nicht nur die Erkenntnis dessen, was ihn (aus seiner Geschichte heraus) *drückt*, sondern auch, was ihn (in seinem Potenzial, in seinen Hoffnungen und Visionen) *zieht*. Denn wo sich jemand von alten Reaktionsmustern befreit, wird er zugleich frei *für* etwas. Dazu passt ein Bild, mit dem eine Patientin beschrieb, wie sie ihren Entwicklungsprozess verstand:

Der eigene Grund und Boden

Jeder Mensch bekommt mit seinem Leben ein Grundstück anvertraut, auf dessen Lage, Größe, Landschaft, Bodenbeschaffenheit und Gelände er keinen Einfluss hat. Im Menschen ist angelegt, aus dieser Lebens-Grundlage „etwas zu machen“, sie nach eigenen Möglichkeiten und Vorstellungen zu gestalten. Was daraus werden kann, wird teilweise beeinflusst durch Landschaft, Klima und Bodenqualität, teilweise aber auch durch frühere „Mitnutzer“: Solange der Mensch aufgrund kindlicher Abhängigkeit dazu noch nicht in der Lage war, haben andere dieses Land bearbeitet und von Nachbargrundstücken ist möglicherweise noch Unrat über die Grenzen gekippt oder sogar Gift darauf entsorgt worden.

Wer nun auf diesem Grund und Boden gesund und selbstbestimmt leben will, muss dessen ursprüngliche Eigenschaften erkunden, muss „Abgeladenes“ beseitigen, so gut es geht. Aber davon allein entsteht auf dem Grundstück längst nichts Neues, höchstens Wildwuchs.

Auf dem Boden wird erst dann etwas gedeihen, wenn er sein Land nicht sich selbst überlässt, sondern Hand anlegt und es aktiv gestaltet, sei es als Ackerland, als Baugrund für ein Hotel, für Spielplätze oder Blumenbeete. Das muss bewusst entschieden und praktisch umgesetzt werden.

Die Sanierungsarbeit sollte bei Bedarf von einem Therapeuten unterstützt werden – aber auch dessen Beitrag hängt teilweise davon ab, was den Grundeigentümer (sprich: den Patienten) anzieht, aus diesem Land zu machen.

Wie ein Mensch sein Grundstück gestalten will, das wird sich zu einem großen Teil an seinen Werten und seinen Vorstellungen vom Sinn des Lebens ausrichten. Wenngleich solche Fragen für viele Therapeuten über das Verständnis ihres Auftrags hinausgehen mögen, sehe ich es aus zwei Gründen als durchweg lohnend an, sie einzubeziehen: Zum einen kann Sinnhaftigkeit besser motivieren, auch Durststrecken auf dem Entwicklungsweg durchzustehen. Zum anderen kann der Patient sich später leichter aus der therapeutischen Beziehung in die Eigenständigkeit lösen, wenn ihn konstruktive Perspektiven leiten. Das Bild vom Grundstück macht anschaulich, dass er über eine Menge Potenzial verfügt und dass auf alle Fälle noch etwas „da“ ist, wenn die therapeutische Begleitung beendet wird.

Gerade was die Zugkraft von Metaphern angeht, sollten wir nicht unterschätzen, wie sehr sie unser Unterbewusstsein beeinflussen. Aus diesem Grunde habe ich mich von einem häufig benutzten Bild distanziert, das das Verständnis von Therapie und persönlicher Entwicklung mit Zwiebelschalen vergleicht: Demnach bestünde die

Aufgabe darin, sein Leben lang Schale um Schale abzutragen … Dieses Bild wird von vielen Patienten und Therapeuten wie selbstverständlich immer wieder zitiert – aber welche Zugkraft vermittelt es, wenn wir es in letzter Konsequenz durchdenken? Wenn ich der Vorstellung des „Zwiebelschalenmodells" ernsthaft folgte, landete ich nach einer solchen reinen „Abtragungstherapie" vor dem … Nichts. Und das wäre für mich als Entwicklungsziel nicht nur ausgesprochen unattraktiv, sondern ihm fehlten jegliche anregenden Perspektiven.

Werden im Patienten dagegen schon während der Lösungsprozesse „aufbauende" Sinnfragen angesprochen, so hat er selbst etwas in der Hand, was ihn während und nach der Therapie in seinen Fähigkeiten bestärkt: Im Zentrum stehen dann nicht mehr seine Hilfsbedürftigkeit oder das „Loswerden" von Unannehmlichkeiten, sondern Kompetenz für sein Leben. Ihm wird zugetraut, seinen Lebensboden selbst zu kultivieren und aus den Steinen, die ihm in Laufe seines Lebens in den Weg gelegt worden sind, etwas Schönes zu bauen (– dies in Anlehnung an ein Zitat, das sowohl J. W. von Goethe als auch Erich Kästner zugeschrieben wird).

Lebenssinn und die bewusste Ausrichtung an Werten sind Ausdruck unseres Welt- und Menschenbildes. Antworten auf Fragen hierzu können wir dem anderen niemals vorgeben, aber ich verstehe es als meine therapeutische Aufgabe, den Patienten in dieser Denkrichtung anzuregen und ihn so weit wie möglich dazu zu befähigen, seine eigenen Antworten zu ergründen.

Ein entscheidendes Fundament, von dem aus er seine Position auch in den Fragen seines Weltverständnisses selbstbestimmt entwickeln kann, sollte derweil gelegt sein: Er sollte über Selbstgefühl und Selbst-bewusst-Sein verfügen. Um eigene von fremdbestimmten Maßstäben unterscheiden zu lernen, um eine eigene Sicht im Gewirr vielfältiger Dogmen, Gewohnheiten, Zeitgeistströmungen, Anforderungen, Informationen und manipulativer Einflüsse zu entwickeln, braucht es ein gesundes Gespür für sich selbst. Schon zwischen aufrichtiger Hilfsbereitschaft und „Helfersyndrom", zwischen freiwilliger Hingabe und „Selbstlosigkeit“ aus Angst vor Ablehnung, zwischen Friedfertigkeit und Konfliktscheu verläuft meist nur ein schmaler Grat, den jeder Mensch für sich zu ertasten lernen muss – wie viel mehr gilt das für existenzielle Lebensfragen!

So könnte sich im Laufe einer therapeutischen Begleitung bei dem ursprünglichen Anliegen (sich *besser* fühlen, *selbst*bewusster werden, sich mehr auf sich *selbst* besinnen) die Betonung ein wenig, aber entscheidend verlagern: Wer sich besser *fühlt* (= wahrnimmt) und sich seiner selbst *bewusster* ist, wird befähigt, eigene Standpunkte und Urteilsvermögen zu entwickeln. Dann mag Selbstbe*sinn*ung sich über momentane Befindlichkeiten hinaus nach *Sinn*haftem und Wesentlichem ausstrecken. Durch eine solche Selbstbesinnung wird der Mensch immer stimmiger seinen Platz im Leben einnehmen können, der ihn erfüllt und zufrieden macht. Indem er in gutem Kontakt zu sich selbst steht, kann er seine alten Schutzstrategien fallen lassen und sich in Beziehungen zu seinen Mitmenschen unverstellt öffnen. Er kann sich einlassen, ohne Selbstverlust zu riskieren, kann Grenzen ziehen ohne Härte – kurz gesagt, er wird (wieder) liebes- und beziehungsfähig, anderen Menschen, sich selbst und dem Leben gegenüber.

Zu diesem einladenden Ziel habe ich bisher keinen überzeugenderen Weg kennengelernt als die Bereitschaft, mein Gegenüber wahrhaftig „erkennen“ und zu seinem Besten fördern zu wollen. Eine wichtige Voraussetzung dafür ist die kontinuierliche aufrichtige und aufmerksame Resonanz, das stete Aufeinandereingehen. Diese Qualitäten im Miteinander aufzubauen ist Anliegen und Potenzial der psychologischen Kinesiologie – und sie bietet überzeugende Instrumente, mit denen das gelingen kann.

Anhang

Grundlagen des Muskeltests

Der Muskeltest ist ein prinzipiell einfaches und logisch herzuleitendes körpereigenes Instrument, das uns Zugang verschafft zu un(ter)-bewussten Informationen des Körpersystems. Das gilt sowohl für körperliche Zusammenhänge – bei denen es durch den Muskeltest möglich wird, individuell auf Ursachen von Krankheiten zu schließen und auf dieser Basis optimale Behandlungswege zu finden – wie auch für seelische Belange. Indem geprüft wird, ob die Muskelspannung (beispielsweise am ausgestreckten Arm) vom Patienten auch gegen den Druck des Untersuchenden aufrechterhalten werden kann, lässt sich ermitteln, ob ein bestimmter Reiz bei einem Menschen Stress auslöst. Damit Sie für die in dieser Anleitung beschriebenen Vorgänge ein erstes Bild vor Augen haben, male ich hier kurz aus, was Sie bei einem solchen Test als außenstehender Beobachter sehen würden:

- Mein Patient sitzt auf einem bequemen Sessel, der es – wie schon beim Stress Release beschrieben – dank einer verstellbaren Rückenlehne dem Patienten ermöglicht, die Position einzunehmen, in der er sich wohlfühlt (und in der ich gut arbeiten kann). Ich sitze seitlich neben ihm, sodass wir bei Bedarf Blickkontakt aufnehmen können. Der Patient streckt den mir zugewandten Arm mit ein wenig Spannung, aber ohne Anstrengung etwa waagerecht vor sich aus, so, als ob er auf etwas in der Ferne Sichtbares zeigen wolle. Eine meiner Hände liegt auf seinem Unterarm, knapp oberhalb des Handgelenks, meine andere Hand ruht locker auf seiner Schulter.
- Ich konfrontiere den Patienten mit einem Reiz, indem ich ihm beispielsweise ein Nahrungsmittel oder eine Arznei in die

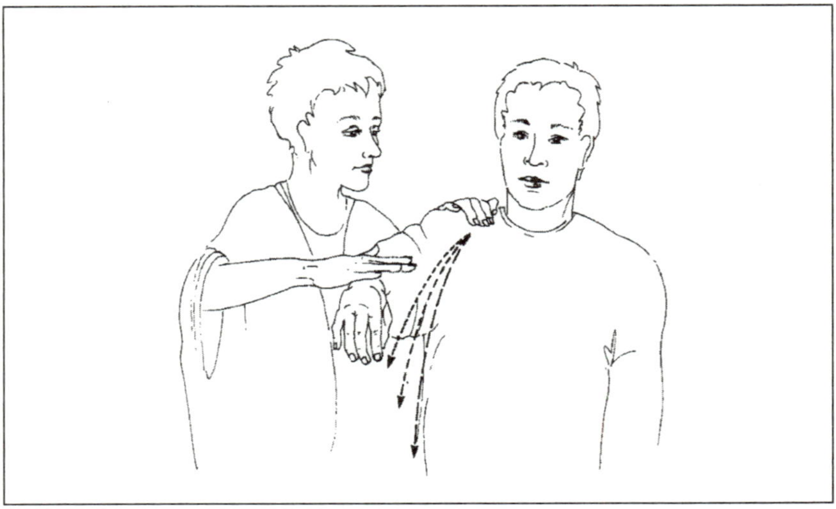

Die Testhaltung

freie Hand gebe oder indem ich ein Wort oder einen Satz ausspreche. Gleich darauf beginne ich langsam und kontinuierlich, von meiner Schulter ausgehend, mein Gewicht in Richtung auf seinen ausgestreckten Arm zu verlagern. Dadurch entsteht ein zunehmender Druck von oben auf den Arm. Sie können dann beobachten, dass – wie es üblicherweise zu erwarten ist, wenn man keine „brachiale Gewalt" anwendet – der Arm des Patienten in dieser Position verbleibt, er „hält" also. Ein andermal werden Sie, vielleicht überrascht, sehen, dass sich ohne Verstärkung meines Drucks der Arm des Patienten – trotz seiner Absicht, ihn zu halten – leicht nach unten drücken lässt.

In diesem Unterschied zwischen „Arm halten können" und „Arm nicht halten können" liegt eine enorme Aussagekraft von hohem therapeutischem Nutzen. Das möchte ich im Folgenden näher erklären.

Dieser Muskeltest basiert auf zwei physiologischen Prinzipien. Das erste ist eine Reaktion auf einen Reiz (in meinem abkürzenden Sprachgebrauch: eine reine Reizreaktion), das zweite ist eine „programmierbare Steuerung".

Zunächst zu der unmittelbaren Reizreaktion: Sobald ein Gefahrenreiz von unseren Wahrnehmungssystemen registriert wird, verlieren wir für einen kurzen Moment die Kontrolle über unsere willkürliche Muskelsteuerung (– das kennen Sie von der „Schrecksekunde") – die begonnene oder beabsichtigte Handlung wird unterbrochen, um reflektorischen Aktivitäten wie Flucht oder Angriff Raum zu geben und schnellen automatischen Reaktionen nicht in die Quere zu kommen.

Erstaunlich ist in diesem Zusammenhang, dass unser Organismus über Sensoren verfügt, die schon auf kleinste „Gefahren" (auch „Stressoren" genannt) ansprechen, die wir mit unserem Bewusstsein gar nicht als bedrohlich einstufen würden, etwa auf den Kontakt mit Süßigkeiten (Zucker). Im Umkehrschluss wird es dadurch möglich, den Muskeltest zu benutzen, um derartige unterschwellige Negativeinflüsse ausfindig zu machen, denn das Körpersystem und damit auch der Muskeltest sind da sensibler und schneller als unser intellektuelles Einsichtsvermögen. Schon allein diese Tatsache ist erstaunlich.

Die zweite physiologische Grundlage des Tests ist eine idiomotorische Steuerung, und diese müssen wir uns etwas ausführlicher anschauen. Idiomotorik bedeutet zunächst einmal nur, dass Bewegungen ohne willentlichen Einfluss vollzogen werden, so, wie die unbewusste Mimik. Für unseren Zusammenhang ist jedoch von besonderem Wert, dass solche „unbewussten" muskulären Abläufe auch „bewusst" genutzt, sozusagen programmiert werden können. So kann man dem Unterbewusstsein beziehungsweise dem vegetativen Nervensystem *willentlich* den Auftrag oder die Erlaubnis geben, „aus sich heraus" mit einer bestimmten (vereinbarten) Bewegung zu antworten.

Dieses Prinzip ist aus der Hypnotherapie bekannt, die auf diesem Weg Informationen aus dem Unterbewusstsein an die Oberfläche holt: Bei einer Sitzung wird eingangs vereinbart – oder „programmiert" –, dass der Klient innerhalb des hypnotischen „Zwiegesprächs" *ohne weiteren eigenen Willenseinfluss* beispielsweise die *rechte* Hand hebt, wenn die Antwort des Unterbewusstseins auf eine

Frage des Therapeuten „ja“ lautet, und die *linke* Hand, wenn die Antwort „nein“ lautet (oder umgekehrt). Diese einmalige Absprache macht den Weg dafür frei, dass unbewusste innere Informationen „per Handzeichen“ abgerufen werden können. So gesehen wird auch in der Hypnose ein „Muskeltest“ benutzt, hier durch Handzeichen, in *unserer* Anwendungsweise durch „Halten“ oder „Kontrollverlust“. Und letztlich ist es unerheblich, ob der Auftrag an das neuromuskuläre System lautet: „Hebe die linke / die rechte Hand!“ oder wie bei unserem Muskeltest: „Die Muskelkontrolle bleibt erhalten / wird unterbrochen.“ Eine hypnotische Trance ist dafür nicht erforderlich.

Durch die Idiomotorik wird der Muskeltest weit mehr als ein mechanistischer Stressindikator. Aus der Hypnotherapie und auch aus dem Autogenen Training ist bekannt, dass sich durch Ansprechen des Organismus physiologische Abläufe nachweislich beeinflussen lassen (Heilhypnose). Das heißt, dass gehörte Worte über das Bewusstsein (ZNS) ins Unterbewusstsein dringen und dort über das vegetative Nervensystem (VNS) auf eine Schnittstelle zu Organen treffen, wo sie Wirkungen auslösen. Wenn dieser Weg in die eine Richtung begehbar ist, liegt auch der umgekehrte Weg nahe, nämlich Informationen aus dem Organismus via VNS ins ZNS abzurufen; die Skelettmuskulatur, die ja sowohl vom bewussten wie vom vegetativen Nervensystem gesteuert wird, ist dann bei der Anwendung des Muskeltests Schnittstelle oder „Übersetzer“ dieser Informationen.

Während die reine Reiz-Stress-Reaktion der Muskelphysiologie nur ein sehr eingeschränktes Untersuchungsspektrum erlaubt, öffnen sich mit der Idiomotorik ungeahnte Möglichkeiten der „Programmierung“ – ähnlich wie die physikalische Grundlage der EDV zunächst simpel ist, aber geniale Anwendungen wie Internet und Datenbanken ermöglicht. Wenn wir uns diesen Vergleich zunutze machen, könnte man sagen, die reine Reiz-Stress-Reaktion (die Physiologie) sei die „Hardware“ des Muskeltests, während die Idiomotorik die Programme schreibe, die Software. So wird der Muskeltest ein Anzeiger höchst individueller und spezifischer Informationen, die weit über das Ermitteln von Stressphänomenen hinausgehen.

Falls Ihnen von den theoretischen und etwas abstrakten Hintergründen der Kopf ein wenig raucht, lassen Sie sich davon bitte nicht stressen; wir werden des Öfteren darauf zurückkommen, sodass sich manches, was noch wenig plastisch wirkt, weiter erschließen wird. Nun kommen wir zur praktischen Umsetzung.

Die Technik des Muskeltestens

Eine Untersuchung per Muskeltest muss konsequenterweise dessen physiologische Grundlagen berücksichtigen, um korrekte Ergebnisse zu erhalten. Sie beabsichtigt die *Prüfung der Muskelkontrolle*, nicht das Messen von *Muskelkraft*, und das erfordert eine entsprechende Untersuchungstechnik. (Zwar ist – als Summe von „Kontrollverlusten“ – auch die Muskel*kraft* bei einer Stressreaktion reduziert, aber sie ist nicht so zuverlässig eichbar wie beispielsweise die Überprüfung eines willentlichen Halteimpulses.)

Theoretisch kann der Muskeltest an *jedem* willkürlich gesteuerten Muskel vorgenommen werden, doch ist nicht jede Muskelpartie und jede Körperhaltung gleichermaßen praktisch in der Anwendung. Besonders bewährt hat sich der *Armhaltetest*, von dem Sie sich oben schon ein erstes Bild machen konnten. Noch einmal zur Erinnerung, aber diesmal genauer:

- Die zu untersuchende Person sitzt also möglichst bequem auf einem Stuhl und streckt einen Arm mit ein wenig Spannung, aber ohne Anstrengung waagerecht vor sich aus. Der untersuchende Tester sitzt seitlich von der Testperson und legt die testende Hand knapp oberhalb des Handgelenks der Testperson locker auf, ohne den Arm zunächst mit Gewicht zu belasten. Erfahrungsgemäß wird es von beiden Beteiligten als angenehm empfunden, wenn die freie Hand des Testers auf der Schulter des Getesteten ruht (nicht auf dem Oberarm!).
- Nach der Aufforderung „Bitte halten!" beginnt der Tester, mit der testenden Hand langsam (!) Druck aufzubauen, am günstigsten durch *leichtes Verlagern des Körpergewichts* in Richtung dieser Hand. Der *allmähliche* Druckaufbau (etwa über 2 bis 3 Sekunden – anfangs empfiehlt es sich, mitzuzählen!)

macht es möglich, an einem bestimmten Punkt im getesteten Muskel und darüber hinaus im gesamten Körper so etwas wie ein „Einrasten" oder eine „Sperre" zu spüren. Dieser stabile Tonus ist die Eichung für das neuromuskuläre System, der Ausgangspunkt für jede weitere Untersuchung.

Übrigens: Je besser der Testende im Laufe der Zeit verinnerlicht, wie es funktioniert, desto leichter überträgt sich das auf den zu Testenden (ähnlich wie ein guter Tänzer eine Tänzerin führen kann, auch ohne dass sie die einzelnen Tanzschritte kennt).

> Die korrekte Testtechnik ist eine entscheidende Voraussetzung für klar ablesbare Ergebnisse und wenig ermüdendes Testen!

Mechanisiertes Testdruck-Training

Da die korrekte Testtechnik eine entscheidende Arbeitsgrundlage für verlässliche Ergebnisse ist, muss diese Technik trainiert werden. Eine einfache, aber wirkungsvolle „Trockenübung" gelingt mit einer *analogen Küchenwaage,* möglichst mit einer Tragkraft bis 5 kg. (Notfalls geht es auch mit Waagen bis gut 2 kg.)

- Stellen Sie die Waage vor sich auf, in einem Abstand, der etwa Ihrer Unterarmlänge entspricht, und in einer Höhe zwischen Nabel und Schulter. Am besten testen Sie im Sitzen – die Waage kann dann auf einem Tisch vor Ihnen stehen.
- Üben Sie auf dieser Waage eine so langsame Drucksteigerung bis zur Markierung von etwa 1 kg (oder auch 700–800 g), dass Sie die Zeigerbewegung während des Druckaufbaus stetig verfolgen können, und halten Sie den Druck bei dem angesteuerten Gewicht für einige Sekunden ohne nennenswerte Schwankungen. So funktioniert es auch am Testmuskel!

Im Sinne eines Biofeedbacks können Sie unter Umständen sogar feststellen, dass bei einem bestimmten Testdruck Ihre eigene Muskulatur „einrastet". Bei den meisten Testenden liegt der sorgsam aufgebaute Enddruck zwischen 700 und 1000 g.

- Als Nächstes probieren Sie, durch *langsame* Gewichtssteigerung den Zeiger zunächst bis 2 kg, dann bis 4 kg zu bewegen (sofern die Waage dies ermöglicht): Spüren Sie, wie viel Krafteinsatz dazu schon benötigt wird?
- Wenn Sie dann den Zeiger beobachten, während Sie *kurz und schnell*, das heißt: mit einem *Impuls*, auf die Waage drücken – wie weit geht der Zeiger in diesem Fall? (Meistens kurzfristig deutlich über 4 kg hinaus.) Beobachten Sie auch, wie weit der Zeiger geht, wenn Sie das Gefühl haben, nur „ganz wenig", aber schnell gedrückt zu haben!

Die Bewegung des Zeigers zeigt unerbittlich, wenn zu impulshaft getestet wird – dann können Sie seiner Bewegung nicht mit den Augen folgen. Holen Sie sich auch beim Testen an einer Testperson den Waagenzeiger immer wieder einmal vor Ihr inneres Auge, sozusagen als Temporegler für den Druckaufbau!

Zurück zur Technik des Muskeltestens:

- Zu Beginn sollten Tester und Getesteter probeweise mehrmals ein klares „Einrasten" erspüren. Erst danach weisen Sie darauf hin, wie das Körpersystem auf unterschiedliche Reize reagieren soll:

> – **Muskelkontrolle** bleibt erhalten bei Ja, bei positiven oder neutralen Reizen. (Im Folgenden wird diese Reaktion mit „+" gekennzeichnet.)
>
> – **Kontrollverlust** tritt ein bei Nein, bei Störung oder Negativreiz. (Die wird jeweils mit dem Minuszeichen „–" gekennzeichnet.)

- Diese Vorgabe oder Vereinbarung wird jeweils am Getesteten überprüft. Hierzu muss man natürlich auch einen negativen Reiz in die Eichung einbeziehen, um den Unterschied deutlich zu machen.

Smilie

Besonders bei der ersten Einstimmung einer Testperson auf den Muskeltest wähle ich als positive und negative Reize gern einfache Piktogramme, die eindeutig positiv oder negativ belegt sind. Gut geeignet sind die bekannten Symbole von „Smilie" ☺ und „Heulie" ☹. Beim Betrachten des Smilie bleibt – da kein Stress ausgelöst wird – die Muskelkontrolle erhalten. Beim Anschauen des Heulie dagegen lässt sich der getestete Arm ohne erhöhten Druck nach unten bewegen. Dabei ist zu beachten, dass der Druck auch beim Negativreiz drei Sekunden beibehalten wird, da es sonst zu fälschlich positiven Ergebnissen kommen kann. Nach drei Sekunden reagiert auch ein kraftvoll gehaltener Arm mit Nachgeben, während bei einem *stressfreien* Reiz der Druck auf den Testarm auch bis zu zehn Sekunden oder länger fortgesetzt werden könnte, ohne dass der Muskel nachgibt.

Probieren Sie es einmal aus:

- Smilie anschauen lassen, Arm testen – Ergebnis?
- Heulie anschauen lassen, Arm testen – Ergebnis?

Ich kann längst nicht mehr zählen oder abschätzen, wie oft ich diesen Test bereits demonstriert habe, und trotz dieser langen Routine staune ich noch jedes Mal selbst, wie zuverlässig es funktioniert!

- Nach dieser „Eichung" beginnt der eigentliche Test, indem die Muskelkontrolle jeweils nach Konfrontation mit den zu

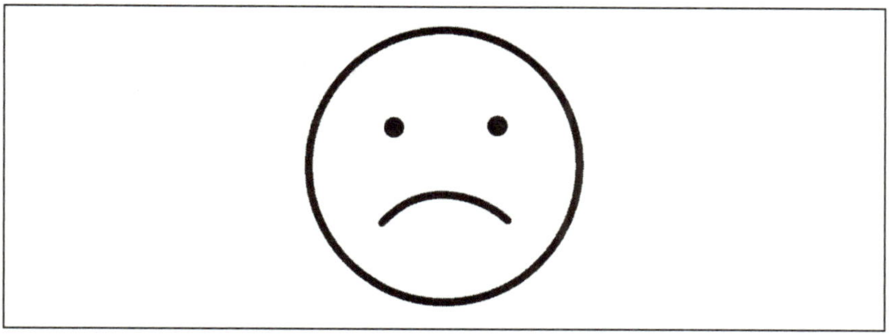

Heulie

untersuchenden Reizen überprüft wird. Solche Reize können zum Beispiel sein: Körperkontakt zu verschiedenen Objekten wie Nahrungsmitteln, Medikamenten oder Ähnlichem – in der psychotherapeutischen Arbeit wird es das Aussprechen von Worten sein. Bei wiederholtem Testen unterstützt die an die Testperson gerichtete Aufforderung „Halten!" deren Aufmerksamkeit für den Test.

- Ein nach einem Negativreiz eingeschobener „Leertest" (oder „Reset" = Test ohne spezielle Reizeinwirkung) erinnert das neuromuskuläre System an die neutrale Ausgangsgröße des „Einrastens". Wenn dieses „Reset" nach Negativreaktionen bei seriellem Testen *nicht* beachtet wird, „vergisst" das System schon einmal den Auftrag zur Muskelkontrolle, das heißt, auch bei Positivreizen kommt es dann unter Umständen nicht zur gewünschten Haltereaktion.

Adaptation

Bei der praktischen Anwendung des Muskeltests ist das Phänomen der Adaptation (= Reizgewöhnung) zu beachten: Sofern ein Stressreiz längere Zeit auf das neuromuskuläre System einwirkt, stellt sich nach wenigen Sekunden – variierend je nach Reizintensität – die willkürliche Muskelkontrolle wieder ein. Das macht den Reiz als solchen nicht „unschädlich", ermöglicht dem Getesteten aber, die Muskelkontrolle wieder aktiv zu beherrschen.

Aus dem Alltag ist uns diese Adaptation an Sinnesreize vielfach geläufig, wir gewöhnen uns an Lichtverhältnisse, Temperaturen, Geräusche und Ähnliches; genau dies ist auch für den Muskeltest von entscheidender Bedeutung. Denn erst aufgrund der Adaptation ist es überhaupt möglich, auch in einer möglicherweise störungsbelasteten (und damit potenziell Stress auslösenden) Umgebung den Muskeltest anzuwenden, weil die Steuerungsfunktion der willkürlichen Muskulatur durch Adaptation wiederhergestellt wird. Stellen Sie sich vor, wie entspannend es ist, *vor* dem Muskeltest die Umgebung für Ihren Patienten *nicht* erst von allem freimachen zu müssen, was eventuell einen subtilen Stressreiz bewirken könnte (wie Raumfarbe, Elektrosmog, ein Bild an der Wand oder Ihr Parfüm …). Dasselbe gilt für Dinge, die der Getestete selbst mitbringt: Auch er muss vor dem Test nicht alles mögliche ablegen (etwa Armbanduhren, Schmuckstücke und dergleichen) – er ist ja bereits daran adaptiert und Sie können gleich mit dem Testen beginnen.

Prüfen Sie das Adaptationsphänomen einmal selbst:

- Lassen Sie Ihre Testperson kontinuierlich auf das Heulie-Piktogramm schauen. Testen Sie den Arm (immer mit dem Hinweis: „Bitte halten!") gleich nach Konfrontation mit dem Bild und testen Sie in kurzen Abständen *erneut* – bei gleichzeitigem Blick auf das Bild. Vermutlich wird es weniger als zehn Sekunden dauern, bis der Arm wieder seine Haltekontrolle erlangt hat.

Substanztest

Obwohl der Test von Substanzen in der *psychotherapeutischen* Begleitung keine oder nur eine untergeordnete Rolle spielt, soll er hier der Vollständigkeit halber vorgestellt werden, damit Sie ihn gegebenenfalls auch in anderen Bereichen nutzen können – oder wenn Sie den Prozess Ihres Patienten durch Gabe von Mitteln wie Bach-Blütenessenzen unterstützen möchten.

Eine Sinneswahrnehmung ganz besonderer Art ist unsere Fähigkeit, allein durch Körperkontakt Substanzen differenziert einzuschätzen.

Die wissenschaftliche Erklärung (wie Nachweis von Rezeptoren) hierfür steht noch aus, aber empirisch lässt sie sich zuverlässig belegen.

Es ist phänomenal, dass allein der äußerliche Kontakt zu einer Frucht, zu einem Medikament oder einem Waschpulver tatsächlich in der Lage ist, unsere muskuläre Reaktion zu verändern – und das selbst dann, wenn sich diese Substanzen in Testbehältern wie Laborröhrchen oder Glasampullen befinden! Das setzt doch voraus, dass von der jeweiligen Substanz Reize ausgehen, die von Sensoren unseres Körpers wahrgenommen werden können.

So lieb es mir (und vielen anderen Anwendern des Muskeltests) wäre, mich schon auf Forschungen berufen zu können – ich will mich hier nicht an einer improvisierten Theorie versuchen; eine wirklich schlüssige kann ich nämlich nicht anbieten. Zwar werden derzeit im Zusammenhang mit der Quantenphysik Hypothesen dazu angeboten, Biophotonen werden ins Spiel gebracht, allerorten ist von Schwingungen und Energien die Rede. Doch solange ich Dinge selbst (noch) nicht verstehe, scheue ich mich, sie zu „erklären"; viel zu oft haben sich zu frühe Hypothesen als untauglich erwiesen, nachdem sie sich bereits in den Köpfen der Mehrheit festgesetzt hatten. Lieber überlasse ich es anderen klugen Geistern, die Hintergründe zu erforschen; ich selbst verlasse mich hier auf die jahrelangen empirischen Belege – meine Erfahrungen und die Erfahrungen vieler weiterer Anwender.

Das heißt also, wir gehen davon aus, dass unser reizverarbeitendes Nervensystem in der Lage ist, zu „erkennen", inwieweit Substanzen in Bezug auf den Organismus zuträglich sind oder Gefahr signalisieren; dieses „Erkennen" gelingt, ohne dass die Zusammensetzung der Substanz bekannt ist und ohne dass sie in den Körper aufgenommen wird (etwa durch Schlucken, Einatmen oder Injektion). Hierin liegt eine der genialen Qualitäten des Muskeltests, weil genau *das* funktioniert!

Wenn Sie es an dieser Stelle einmal ausprobieren möchten:

- **Stellen Sie eine kleine Auswahl von Nahrungsmitteln zusammen, unter denen möglichst Gesundes und auch „Ungesundes" wie raffinierter Zucker (oder eine Zigarette) zu finden ist. Geben Sie eines nach dem anderen – nach entsprechendem Vortest mit Smilie und Heulie – Ihrer Testperson in die Hand und überprüfen Sie die Muskelkontrolle. Gibt es unterschiedliche Reaktionen? Können Sie diese erklären?**

Vermutlich sind manche Ergebnisse schlüssig, möglicherweise aber nicht alle. Bevor Sie sich über unerwartete Ergebnisse den Kopf zerbrechen, lassen sie uns noch die weiteren Grundlagen unseres Testsystems genauer betrachten.

Der Verlust der Muskelkontrolle beim Testen von Substanzen im Körperkontakt verweist zunächst auf einen Gefahrenreiz oder „Stress". Bei der alleinigen Reizkonfrontation mit einer *Substanz* wäre „Gefahr" die einzig zulässige Schlussfolgerung. Schon damit wäre ein wertvolles Untersuchungsinstrument gewonnen, dessen Spektrum jedoch recht beschränkt bliebe. Am Beispiel der Nahrungsmittel wird das vielleicht schon deutlich: Der schwach reagierende Arm sagt zwar „Finger weg!", hilft aber nicht zu verstehen, weshalb er warnt.

Dialog per Muskeltest

Das wesentliche Potenzial des Muskeltests erschließt sich, wie schon erwähnt, erst auf der Basis der Idiomotorik, und in der psychotherapeutischen Begleitung ist dieser Aspekt eine Grundvoraussetzung. Durch ihre Funktion wird es möglich, nicht nur Reizreaktionen abzulesen, die gegebenenfalls noch interpretiert werden müssen, sondern per Muskeltest mit dem Körper zu „kommunizieren".

Wissenschaftlich Denkenden mag es auf den ersten Blick etwas befremdlich erscheinen: Die Erfahrungen mit dem Muskeltest belegen tatsächlich, dass wir dem Organismus „Fragen stellen" können, die über Muskelreaktionen „beantwortet" werden. Das ist von unschätzbarem Wert in der Heilkunde, wenn es dadurch zum Beispiel möglich wird, vom Körpersystem selbst zu erfahren, welche therapeutischen Maßnahmen sinnvoll oder dringend erforderlich oder auch überflüssig sind. Hinsichtlich der Psychotherapie spielt das eine im wahrsten Sinne des Wortes entscheidende Rolle innerhalb der Psychosomatik, denn nur mithilfe eines solchen körpereigenen Auskunftgebers kann überhaupt die Relevanz seelischer Einflüsse auf das Krankheitsgeschehen nachgewiesen werden.

Was medizinischem Anspruch zunächst obskur oder zumindest ausgesprochen ungewöhnlich erscheint, lässt sich aber durchaus (physio)logisch erklären: Einerseits sind vegetatives Nervensystem (VNS) beziehungsweise Unterbewusstsein und Bewusstsein in der Steuerung der Skelettmuskulatur miteinander verknüpft und beeinflussen sich idiomotorisch wechselseitig, sodass die Muskelreaktion Informationen aus dem Un(ter)bewussten ins Bewusstsein transportieren kann. Andererseits ist auch die Sprache sowohl mit der bewussten wie mit der unbewussten Ebene verbunden (Worte können im VNS physiologische Reaktionen auslösen, wie beim Autogenen Training oder auch bei einer Liebeserklärung ...). Die vielschichtige Vernetzung innerhalb unseres Gehirns legt es nahe, dass es dann, wie weiter oben schon angedeutet, auch Verschaltungen gibt, die über die Kombination von Sprache und Muskelreaktion sozusagen ein Zwiegespräch mit unbewussten Instanzen unseres Körpers möglich machen.

Der Muskeltest kann also in ein Gesprächssystem integriert werden, was im weitesten Sinne heißt, Fragen an das Unterbewusstsein zu richten und die Reaktion des Muskels als Antwort des Unterbewusstseins anzunehmen. Man führt sozusagen ein Gespräch mit dem Gegenüber und lässt dabei nicht seinen bewussten Verstand, sondern unterbewusste Instanzen zu Wort kommen. So kann zum Beispiel formuliert werden: „Eine Operation ist für den Heilungsprozess notwendig“ –und die Tatsache, dass die Testperson den Arm beim Test unverändert *halten* kann, bedeutet dann, dass das Unterbewusstsein diese Aussage bejaht ...

Doch lassen Sie uns schrittweise vorangehen und uns zunächst weitere Vorbedingungen anschauen:

Für einen Dialog mit dem Un(ter)bewussten ist zunächst die prinzipielle Entscheidung zu treffen, ob vom Testenden an den Probanden *Fragen gestellt* oder *Aussagen geprüft* werden sollten – beides ist grundsätzlich möglich. Wenn Fragen gestellt werden, erwartet man vom Testmuskel eine bestimmte Reaktion – bejahend oder verneinend. Dabei ist es nicht naturgegeben, *wie* ein Ja oder ein Nein aussieht; die idiomotorische Vereinbarung erlaubt, das Ja sowohl durch das *Halten* des Arms als auch durch *Kontrollverlust* der Muskulatur auszudrücken. Sinnvoll ist es, für die eigene Arbeit vorab ein für allemal den eigenen Untersuchungsmodus festzulegen und hier möglichst einer Logik zu folgen; in diesem Sinne wird in der Regel die *vorhandene* Muskelkontrolle als Ja gewertet und ein Nein mit Kontrollverlust gleichgesetzt. Im Folgenden werde ich durchgängig von dieser Annahme ausgehen.

Fragen zu stellen und die Muskelantwort abzulesen, scheint zunächst nahezuliegen. Zwar ist diese Praxis bei vielen Anwendern des Muskeltests gängig und auch keineswegs falsch, andererseits ist sie nicht optimal. Denn zwei Vorteile sprechen mehr für das *Prüfen von Aussagen*: Erstens *klingen* Aussagen klarer als Fragen, die sprachlich eine gewisse atmosphärische Unsicherheit transportieren. Zweitens – und das ist wichtiger – lassen sich auch *negierte Aussagen* eindeutig per Muskeltest prüfen, während eine *Frage, die eine Negation enthält*, im System und damit in der Muskelreaktion für Verwirrung sorgt.

Fragen oder Aussagen testen?

„Ist Rom die Hauptstadt von Italien?" – Darauf dürfte der Muskel problemlos mit einem Ja reagieren.

„Ist Rom die Hauptstadt von Schweden?" – Das würde – ebenfalls eindeutig – mit einem Nein beantwortet.

Wie aber reagiert der Muskel, wenn die Frage gestellt wird: „Ist Rom *nicht* die Hauptstadt von Schweden?“ Wie *bewerten* wir die jeweilige Muskelreaktion? …

Einfach wird es dagegen mit der *Aussage*: „Rom ist *nicht* die Hauptstadt von Schweden.“ Dann reagiert das System bei Zustimmung mit dem Halten des Muskels.

Haben Sie Lust, diese Art von *Dialogtest* selbst auszuprobieren? – Dann sollten Sie mit ein paar eindeutigen und einfachen Aussagen beginnen. Empfehlenswert sind einfache Rechenaufgaben („zwei plus drei sind fünf“ bzw. „zwei plus drei sind sieben“) oder auch sonstige unzweifelhafte Aussagen, wie „Heute ist … (Wochentag)“ oder „Wir sind hier in … (Ort des Aufenthalts)“ oder „Ich bin … Jahre alt“. Für anfängliche Übungen mit dem Muskeltest ist es wichtig, dass zunächst keine komplexen Sachverhalte formuliert werden und möglichst auch keine Themen, die emotional belastet sein können (wie: „Ich sollte mich scheiden lassen“). Zunächst geht es darum, den Test als solchen zu erforschen und zu trainieren; potenziell problematische Inhalte brauchen eine umfassendere Vorbereitung und Sicherheit in der Anwendung des Tests. (Aber auch dann testen wir nicht etwa, ob eine Scheidung ansteht …!)

Im Muskeltest-Dialog zu arbeiten erfordert hohe Konzentration und strengt bei längeren Untersuchungsgängen an. Das wiederum beeinträchtigt die zugleich geforderte *entspannte* Aufmerksamkeit, die eine entscheidende Grundlage für die klare Anwendung des Muskeltests ist (dazu später mehr.) Deshalb sollte der Muskeltest-*Dialog* möglichst nur dort eingesetzt werden, wo sich keine bessere Alternative anbietet. In einer psychotherapeutischen Sitzung könnte das beispielsweise der Fall sein, um die Dauer des Stress Release vorab zu bestimmen oder auch um zu klären: „Wir sind auf dem richtigen Weg“ – „Wir brauchen noch weitere Triggerbegriffe“ und Ähnliches.

Beispiel für einen Dialogtest

Ein Patient leidet an Schwindel, klinische Untersuchungen haben keinen pathologischen Befund erbracht; Sie vermuten, dass seine Symptome psychisch bedingt sind. Der Dialogtest könnte (nach dem Vortest mit Smilie und Heulie oder einfach nur mit Ja und Nein) folgendermaßen ablaufen:

- Sie sagen: „Der Schwindel, unter dem Sie leiden, ist durch eine organische Störung bedingt" – dann testen Sie den Arm. In diesem Fall reagiert er mit Kontrollverlust (–).
- Dann: „Der Schwindel ist im Wesentlichen seelisch bedingt." Antwort: Arm wird gehalten (+).
- „Es ist für den Heilungsprozess entscheidend, die seelischen Hintergründe zu erkennen und zu bearbeiten." Antwort: +

Nun wissen Sie, wie Sie dem Patienten weiterhelfen können, nämlich indem Sie der psychischen Ursache weiter auf den Grund gehen.

Oder Sie möchten die empfehlenswerte Dauer des Stress Release ermitteln:

„Das Stress Release soll länger als 5 Minuten dauern." +

„Das Stress Release soll länger als 10 Minuten dauern." –

„Es soll länger als 7 Minuten dauern." +

„Es soll 8 Minuten dauern." –

„Es soll 9 Minuten dauern." +

Nun können Sie die Stirnpunkte halten, wobei Sie gelegentlich auf die Uhr schauen, und nach 9 Minuten die Hand von der Stirn lösen.

Verbale Auswahlkriterien (Testraster)

Die Aussagekraft des Muskeltests beruht zu einem wesentlichen Teil auf der Fähigkeit des Organismus, durch reinen Körperkontakt wahrzunehmen, welche Auswirkung beispielsweise eine Substanz auf ihn hat. Damit ergibt sich die Möglichkeit, den Muskeltest unter anderem für die Auswahl von Therapiemitteln einzusetzen. In diesen Fällen macht allerdings die Suche nach Stressreizen keinen Sinn: Wenn beispielsweise aus einer Vielzahl biologisch angebauter Kräutertees *ein* Tee für eine bestimmte Indikation wie Husten oder Blähbauch ausgewählt werden soll, können die Tees, die hierfür *nicht* in Frage kommen, wohl kaum als „Stress" für den Organismus verstanden werden.

Erst die idiomotorische Programmierung erlaubt es, das zu erfahren, was wir uns vom Muskeltest erhoffen, nämlich einen geeigneten Tee zur Behandlung herauszufinden. Um dort, wo nicht Stress (= Gefahr) nachgewiesen werden soll, aussagekräftige Informationen zu bekommen, müssen wir über die *Sprache* unsere Intention einbringen. Theoretisch wäre das möglich, indem zu jedem Objekt – also hier zu jedem einzelnen Tee – ein entsprechender Satz ausformuliert würde wie: „Dieser Tee ist geeignet, den Husten zu lindern" oder ähnlich.

Ein mühseliges Verfahren, wenn das bei 20 oder noch mehr Tees jeweils wiederholt werden muss! Es ist aufwendig und erfordert viel Konzentration.

Es geht aber auch einfacher und entspannter. Und zwar, indem unsere Intention (Tee, der Husten lindert) nicht bei jedem Testobjekt einzeln neu ausgesprochen, sondern an den Beginn einer Testserie gestellt wird, im Sinne eines *Auftrags*, der für alle nachfolgenden Objekte gilt. So könnte es vorab heißen: „Wir suchen einen Tee, der den Husten lindert – der Arm bleibt gehalten bei *dem* Tee, der *optimal* geeignet ist, bei allen anderen gibt er nach." Wenn dann eine Teeprobe nach der anderen in die Hand gegeben wird, braucht es keine begleitenden Kommentare, der Muskeltest entscheidet zuverlässig nach dem vorab genannten Kriterium, das während der gesamten Testserie wie mit einer Leuchtschrift über dem jeweiligen Ablauf stehen bleibt.

Wenn dieser Auftrag geändert wird, befolgt die Muskelreaktion auch diese neue Suchaktion – beim Durchtesten derselben Tees unter dem Aspekt „Er soll abführend wirken" wird der Körper tatsächlich einen anderen Tee auswählen und dies per Muskeltest anzeigen!

Diese Arbeitsweise, beim Muskeltest vorab Suchkriterien festzulegen, nenne ich „Rastertest". Was sich sehr nüchtern-schematisch anhört, schafft eine entlastende Ordnung bei seriellen Testungen: Wir erstellen durch die Definition der Suchvorgabe sozusagen eine Tabelle mit zwei Spalten, in die die Testobjekte einsortiert werden. In die eine Spalte wird eingetragen, wobei der Arm gehalten wird, in die andere die Substanzen, bei denen der Arm nachgibt.

Im „Rastertest" verbinden sich also auf ökonomische Weise zwei Prinzipien des Muskeltests, nämlich die reine Reizreaktion (indem kommentarlos ein Objekt nach dem anderen zum Probanden in Kontakt gebracht wird) und der verbale Test, der üblicherweise in einem ausformulierten Dialog abläuft (hier aber nur zur einmaligen Vorgabe der Suchkriterien benutzt wird). Grafisch könnte man das so darstellen:

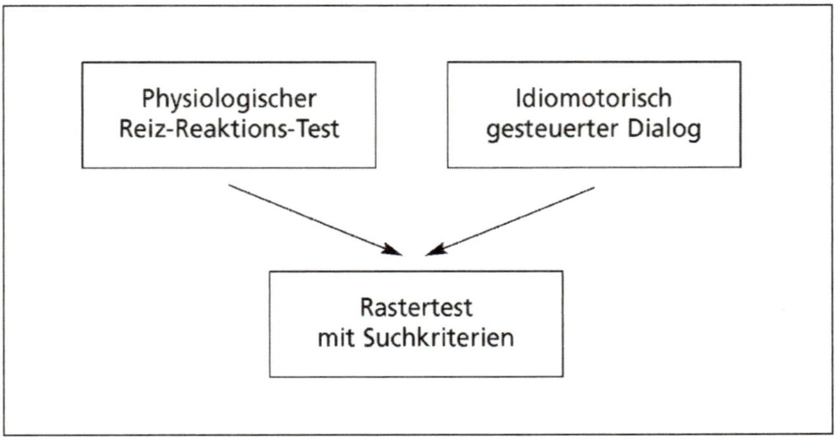

So kommt der Rastertest zustande

Entscheidend ist, *vor* einem solchen Test die geeigneten Kriterien zu durchdenken und festzulegen: Welche Suchraster entsprechen dem, was Sie wirklich wollen? Sind die Vorgaben eindeutig und verständlich und auch ausreichend spezifiziert? Vorgaben wie „Was gut für Sie ist“ oder „Was Sie brauchen“ sind in ihrer Aussage schwammig; einige konkrete Beispiele habe ich oben schon genannt. Solche Vorgaben müssen nicht unbedingt kurz und knapp sein, sondern können sehr komplex ausformuliert werden: „Wir suchen Sonnenschutzmittel, die für Sie ideal sind in Schutzfunktion und Verträglichkeit – der Arm wird bei *den* Präparaten gehalten, die *diesen Kriterien* entsprechen.“

Der Rastertest entlastet von der durch „Gedankenakrobatik“ eher angespannten Konzentration des Dialogtests (bei dem jedes Mal vollständige Sätze gebildet werden müssen), ist in seiner Variationsbreite unerschöpflich und dem Dialog durch seine einfache Struktur und Klarheit in den meisten Testsituationen überlegen!

Suchraster lassen sich mit einem Substanztest verbinden, sind jedoch nicht auf diesen beschränkt. In gleicher Weise können auch *Listen* per Muskeltest unter vorgegebenen Kriterien durchsucht werden. Das ist das Werkzeug der psychologischen Kinesiologie, wenn es darum geht, innerpsychische Zusammenhänge aufzudecken oder verständlicher zu machen! Ob Substanz oder „Reizwort“ – das Prinzip ist dasselbe: Man braucht ein „Programm“, innerhalb dessen der Muskeltest zum Indikator werden soll.

(Was genau das in der psychotherapeutischen Begleitung heißt, steht im Haupttext des Buches.)

Selbsttest

Das Testen eines anderen Menschen ist die übliche Anwendung des analytischen Muskeltests. Dennoch wird es immer wieder vorkommen, dass wir uns von einer Testperson *unabhängig* machen wollen (oder müssen) oder dass wir den Test nur für uns selbst anwenden möchten. Dies ist möglich, wenn auch mit gewissen Unsicherheiten behaftet. Verschiedene Varianten des Selbsttests finden Sie bei Interesse in meinem *Praxisbuch analytische Kinesiologie.*

Als Selbsttest innerhalb der *psychologischen* Kinesiologie empfehle ich bei Bedarf nur den Einhandtest, denn er kann nützlich sein, um *während* eines begonnenen Stress Release zu testen, wann es beendet werden sollte. Das ist nicht unbedingt nötig, weil die empfohlenen zehn Minuten erfahrungsgemäß reichlich bemessen sind. Aber „punktgenau" den Prozess abzuschließen verdeutlicht in vielen Fällen den inneren Wandlungspunkt. Hier nun der Einhand-Selbsttest:

- Legen Sie die Fingerkuppe des Zeigefingers auf den Rücken des Mittelfingers *derselben* Hand (oder, wenn es besser gelingt, auch umgekehrt). Drücken Sie mit dem oberen Finger (= ,,Tester") auf den unteren (= „Testperson"). Wenn der untere Finger standhält, entspricht das dem *Halten* des Arms; als negative Reaktion ist es zu werten, wenn der untere Finger dem Druck erkennbar *nachgibt*.

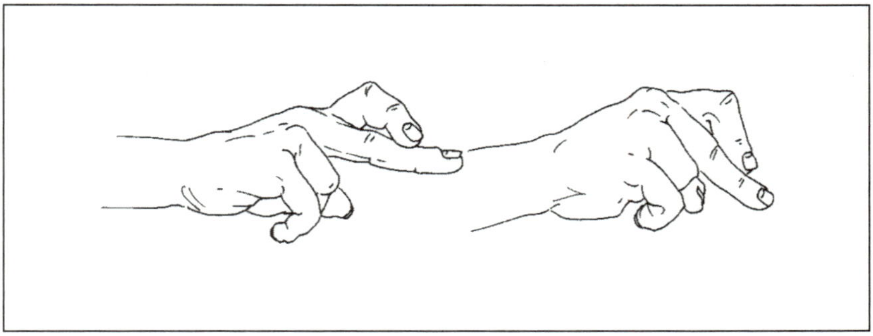

Der Einhandtest

Mit dem Blick auf Smilie oder Heulie können Sie überprüfen, ob sich die Reaktion der Finger unterscheidet. Oft ist das am Anfang nicht der Fall; schon allein aus der Sorge, den Test willentlich zu beeinflussen, lässt man gar nicht erst zu, dass sich da etwas tut. Wenn wir aber die idiomotorische Grundlage akzeptieren, dann wissen wir, dass sich diese gewünschte Reaktion „programmieren" lässt. Wir treffen letztendlich eine *Vereinbarung* mit unserem neuromuskulären Steuerungssystem. Da kann es sogar helfen, wenn wir den Fingern der Hand anfangs vormachen, wie sie reagieren sollen und wie der Bewegungsablauf bei neutralem oder negativem Reiz aussehen soll. Durch diese geführte Demonstration *lernt* das System, speichert und bahnt eine solche Reaktionsweise – und wird dann im Falle ernsthafter Untersuchungen „wissen", was es im Selbsttest zu tun hat.

Dennoch bedarf der Selbsttest meist *mehr* der Übung als der Test an einer anderen Person. Am besten probieren Sie es immer einmal wieder in entspannten Situationen mit „Ja" und „Nein", bis Sie den Eindruck haben, die Reaktion nicht mehr absichtlich herbeizuführen. Dann könnten Sie es für sich selbst einmal auf den Substanztest anwenden, beispielsweise Ihren Markteinkauf (die Auswahl der Lebensmittel) damit begleiten … Je mehr Erfahrungen Sie mit dem Testen in alltäglichen Situationen machen, desto eher haben Sie vielleicht den Mut, den Selbsttest auch beim Stress Release einzusetzen. Bedenken Sie: Sie haben immer noch die Wahl, die vollen zehn Minuten auszuschöpfen, falls Sie sich unsicher fühlen. Aber stellen Sie sich vor, Sie beenden ein Stress Release laut Test nach acht Minuten und Ihr Patient sagt: „Gerade bevor Sie eben die Hand von der Stirn genommen haben, hat sich … aufgelöst" oder dergleichen! Sie profitieren in solch einem Fall wohl kaum von den zwei gewonnenen Minuten, lernen aber auf verschiedenen Ebenen etwas über die ablaufenden Prozesse.

Surrogattest

Es gibt eine Reihe von Patienten, die wir mit dem üblichen Armhaltetest nicht untersuchen können. Bei Erwachsenen kommt das selten vor (beispielsweise wegen Lähmungen, Erkrankungen im Schultergelenk, Bewusstlosigkeit oder Ähnlichem). Aber eine große Gruppe „dankbarer" Patienten sind Kinder und diese können erst ab etwa fünf Jahren getestet werden. „Physio-logischerweise" können Kinder erst dann selbst getestet werden, wenn sie auch verstehen, was ihre Aufgabe beim Testen ist, nämlich das bewusste Halten des Arms. Dies ist nur in seltenen Fällen schon mit vier Jahren möglich. Reguläres Arbeiten mit dem Muskeltest wird erst ab dem Schulalter möglich, aber dann macht es den Kindern üblicherweise großen Spaß und wirkt auch für sie enorm motivierend.

Mit dem sogenannten Surrogattest wird es möglich, auch „untestbare" Personen zu testen, und zwar, indem man einen Stellvertreter oder „Übersetzer" zwischen Tester und Testperson schaltet. (Das gilt nicht nur für Kinder und gebrechliche oder schwerkranke Menschen, sondern sogar für Tiere – wieweit Sie das psychotherapeutisch zur Anwendung bringen, bleibt Ihrer Kreativität überlassen).

Probieren Sie es einmal wie folgt:

- Suchen Sie sich zwei Personen zum Üben, am besten erst einmal Erwachsene. Testen Sie zunächst das Surrogat, also den Stellvertreter / Übersetzer, auf einen klar starken und klar schwachen Arm.
- Dann sollen der Stellvertreter und die eigentlich zu testende Person sich an der (freien) Hand fassen. Sie testen den Übersetzer erneut: Es dürfte sich nichts verändert haben.
- Lassen Sie nun die zu testende Person allein auf Smilie und Heulie schauen (– der „Übersetzer" darf es *nicht* sehen). Testen Sie jeweils den Arm des Stellvertreters bei weiterhin bestehendem Kontakt zwischen den beiden Personen. Wenn der Test technisch korrekt ist, wird der getestete Arm des Stellvertreters beim Smilie halten und beim Heulie nachgeben.

Sofern Sie bei einem Kind den Muskeltest zur Suche nach emotionalen Triggerbegriffen anwenden wollen, muss im Vorlauf klar definiert werden, dass sich die getesteten Begriffe ausschließlich auf das Kind beziehen sollen. (Schließlich hört der übersetzende Erwachsene ja ebenfalls mit und auch bei ihm könnten Reaktionen ausgelöst werden, die wir aber idiomotorisch „ausfiltern".)

Eine elegante Abwandlung des Surrogattests ist ein Selbsttest, der in Kontakt zu einer anderen Person durchgeführt wird. Die Bedingungen sind dieselben wie beim oben beschriebenen „Dreigespann", nur sind Sie dann Tester und Übersetzer in einer Person, während sonst ein anderer Übersetzer dazwischengeschaltet wird. Diese Variante ist eher anfällig für Fehler, weil leicht Erwartungen des Testers (siehe unten) hineinspielen. Außerdem sehe ich kaum Indikationen für diese Anwendungsform, sodass ich diese Möglichkeit hier nicht vertiefen möchte.

Spielerische Übung

Sie haben bis hierher ausreichend Anleitung erhalten, um das Testen nun praktisch zu üben. Bevor Sie den Muskeltest im therapeutischen Kontext anwenden, sollte der *spielerische* Umgang damit möglichst sicher und fehlerfrei funktionieren, das heißt, die Ergebnisse sollten einfach und logisch nachzuvollziehen sein. Deshalb üben Sie lieber einen gewissen *Standard* (einfache Bilder, klare Aussagen, eindeutige Materialien) mit möglichst *vielen* Menschen, bis Sie sicher beurteilen können, ob ein Arm hält oder nachgibt.

Gerade in der seelischen Begleitung muss eine gewisse Souveränität vorausgesetzt werden, wenn wir den Muskeltest einbinden. Man kann schlecht, wie es bei einem Nahrungsmitteltest in der medizinischen Praxis möglich wäre, einfach mal „anfangen auszuprobieren". Stellen Sie sich vor, welche Auswirkung es hat, wenn ein zunächst nahegehendes und bewegendes Gespräch plötzlich durch Lenken der Aufmerksamkeit auf die Technik und Systematik des Testens unterbrochen wird! Es dürfte schwer werden, dann wieder in gleicher Intensität in den Prozess einzusteigen. Und der Muskeltest soll ja nicht den Kontakt zu sich selbst und in der therapeutischen Beziehung *stören*, sondern *bereichern*.

Mit anderen Worten: Man kann den Muskeltest nicht „mal eben" in die therapeutische Arbeit einbeziehen. Wenn dieses Instrument Sie anzieht und überzeugt, bleibt Ihnen die Mühe nicht erspart, sich zunächst einmal unabhängig vom therapeutischen Kontext damit vertraut zu machen und Sicherheit zu gewinnen. Vielleicht reicht die Darstellung dieses Buches, vielleicht lassen Sie sich durch eine entsprechende persönliche Einarbeitung unterstützen. Auch Arbeitsgruppen bieten eine wertvolle Hilfe, sei es zum autodidaktischen Erarbeiten, sei es als praktische Fortsetzung von Ausbildungen.

Je mehr Sie üben, desto eher werden Sie auch auf Fehler und Unsicherheiten stoßen, die sich in Gruppen oft schon durch Vergleich und Diskussion klären lassen. Die Fehlermöglichkeiten eines Systems zu kennen heißt immer, es besser zu beherrschen. Je sicherer Sie sich im Umgang mit dem Basiswissen und der Technik der Methode fühlen, je klarer Ihnen das dahinterliegende Prinzip wird, desto selbstverständlicher werden Sie sich eigenen Experimenten und Erfahrungen öffnen können, um noch viele weitere Möglichkeiten in der Arbeit mit dem Muskeltest zu entdecken.

Was tun, wenn es *nicht* funktioniert?

Nachdem Sie Ihre ersten Erfahrungen mit dem Testen gemacht haben, werden Sie vermutlich zu folgendem Schluss kommen:

Ein großer Teil der Testergebnisse ist klar und eindeutig, die Reaktionen auf den jeweiligen Reiz sind logisch. Daneben gibt es eine Reihe von „Ausreißern", bei denen die Reaktion nicht den üblichen Erfahrungen oder Vorstellungen entspricht. So einfach und zuverlässig dieses Arbeitsinstrument auch funktioniert – natürlich können sich auch beim Muskeltesten Fehler einschleichen, wenn man seine Gesetzmäßigkeiten nicht beachtet.

Zunächst ein *Überblick* über die wesentlichen Fehlerquellen, die wir uns dann einzeln genauer anschauen:

- *Falsche Testtechnik* unter Nichtbeachtung der Muskelphysiologie und der Mechanik ist, insbesondere bei Testneulingen, der Hauptfehler. Besonders ungünstig ist jeder *impulshafte* Druck, der ein *Erspüren* ausschließt, ebenso aber auch ein zu kurzer Druckaufbau, der gar nicht erst das „Einrasten“ abwartet.
- In eher seltenen Fällen von schwerem zellulärem *Wassermangel* kann die neuromuskuläre Übertragung so stark beeinträchtigt sein, dass der Muskel „schwammig“ reagiert und das Einrasten undeutlich wird. Ähnliche Beeinträchtigung ist natürlich auch bei organischen Muskelerkrankungen möglich.
- *„Blockaden“* liegen dann vor, wenn Muskeln auch bei Negativreizen nicht nachgeben. Eine Blockade kann nur dann in Betracht kommen, wenn der Muskel *trotz korrekten Testdrucks* (drei Sekunden zunehmender Druckaufbau) nicht nachgibt. Blockaden sind eine Art Selbstschutz des Getesteten bei Unstimmigkeiten in der Beziehung zwischen Tester und Getestetem oder bei Angst vor bestimmten Testergebnissen.
- *(Unbewusste) mentale Beeinflussung* ist einer der häufigsten Gründe für nicht korrekte oder sogar unwahre Testergebnisse, selbst wenn der Muskel eindeutig reagiert.

Falsche Testtechnik

Die meisten Schwierigkeiten entstehen in der Anfangsphase durch technische Unsauberkeiten: Viele Tester drücken zu abrupt, das heißt mit Schwung. Dabei wird die Muskelkraft des Probanden *mechanisch* überwunden und nicht die Haltekontrolle überprüft. Durch die Beschleunigung eines Impulses vervielfacht sich der Enddruck, der auf den gehaltenen Arm der Testperson einwirkt, sodass ihr auch bei positivem Reiz keine Chance bleibt, mühelos den Arm zu halten. In einem solchen Fall liefern Unterschiede im Testergebnis – sofern sie überhaupt erkennbar werden – keine sicheren Aussagen und damit hat das Testen keinen Sinn.

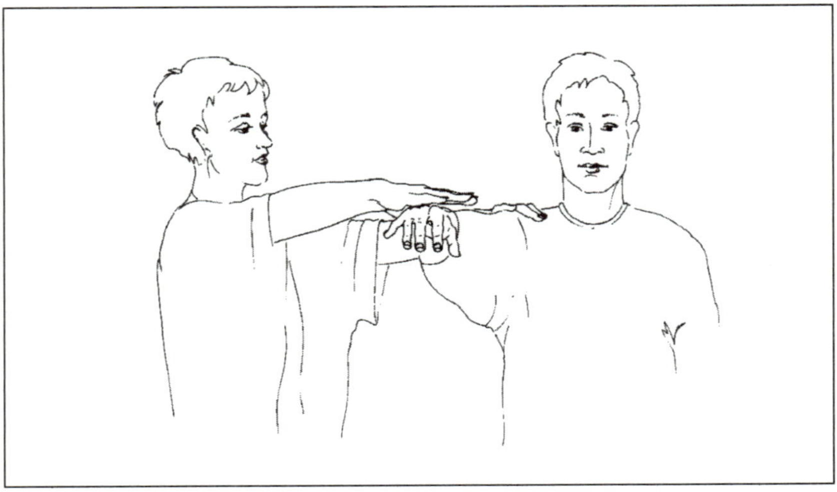

Falsche Testhaltung
(Die richtige Testhaltung wird auf S. 184 gezeigt!)

Der Verdacht auf diesen Testfehler liegt nahe, wenn das Halten des Arms auch bei positivem Reiz anstrengend ist. Ich empfehle immer wieder eindringlich, mit vielen verschiedenen Personen zu üben, um möglichst viel Feedback über die eigene Testtechnik zu bekommen und diese auszufeilen. (Besonders objektives „Training" bieten Übungen an der analogen Haushaltswaage, wie oben bereits beschrieben.)

Ebenso wird der Muskeltest unsicher, wenn während einer Testpause die Hand des Testers auf dem Arm des Getesteten liegen bleibt und dort einen meist unbewussten leichten Dauerdruck ausübt. Dieser erzeugt eine Vorspannung, die über den sogenannten Muskelspindelreflex zu einer fortbestehenden Schwächung des gesamten Muskels und zu einem mühsamen Gegenhalten führt. Das ist nicht nur kraftraubend, sondern lässt auch die Testergebnisse uneindeutig werden. Besser ist also: Wenn eine Testreihe durch Denk- und Sprechpausen unterbrochen wird, sollte die Testhand vom Arm genommen werden.

„Falsch positive" Muskeltestergebnisse (= der Muskel gibt auch bei Negativreiz nicht nach) treten recht häufig dann auf, wenn der

Druckaufbau nicht lange genug fortgesetzt wird. Dann wird der Arm scheinbar gehalten, nur weil der Druck bereits beendet wurde, bevor es überhaupt zum Punkt des Einrasten oder des Kontrollverlustes kommen konnte. Dieser Fehler lässt sich vermeiden, indem der Druck auf den Arm *langsam und kontinuierlich*, möglichst durch leichte Verlagerung des Körpergewichts, gesteigert wird, bis das Einrasten deutlich zu spüren ist; nach spätestens drei Sekunden wird das erfahrungsgemäß immer der Fall sein.

Wassermangel

Eine zweite „Uneindeutigkeit" im Testergebnis kann durch Wassermangel des Probanden entstehen. Dann hat man als Tester den Eindruck, als sei „Pudding in den Muskeln" oder der Getestete sei unaufmerksam und halte nicht die Spannung. Oft wird beim ersten Test noch ausreichend Haltekraft aufgebracht; beim Fortgang des Testens verliert sich jedoch das eindeutige Einrasten immer mehr. Bei wiederholter Aufforderung mit dem Wort „Halten" wird die Spannung zwar auch wieder aufgebaut, kann jedoch nicht beibehalten werden.

Dies ist ein typisches Signal für erheblichen Wassermangel in den Körperzellen. Latente Unterversorgung mit Flüssigkeit ist allgemein weit verbreitet und muss den Muskeltest bei angemessenem Druckaufbau nicht behindern; *gravierender* Wassermangel jedoch kann die Muskelphysiologie und damit den Test beeinträchtigen.

Falls Sie wegen eines sehr „weichen" Muskels den Verdacht auf Wassermangel haben, geben Sie der Testperson ein Glas oder eine Flasche mit Wasser in die freie Hand; beim nächsten Test wird der Arm spürbar deutlicher einrasten – das System erkennt diese „Information" (= Wasser in Reichweite). Da es sich aber eben nur um *Information* handelt, adaptiert der Organismus sehr schnell, sodass allein das *Halten* des Wasserglases zur Stabilisierung nicht ausreicht – das Wasser muss natürlich auch getrunken werden. Wasser ist für das elektrophysiologische Funktionieren des Organismus von elementarer Bedeutung und deshalb muss ein realer Mangel, der die elektrophysiologischen Abläufe stört, auch real behoben werden.

In diesem Sinne schadet es nicht, den Patienten vor einem Testtermin um ausreichende Flüssigkeitszufuhr zu bitten und ihm eventuell auch ein Glas Wasser anzubieten. Man bedenke jedoch, dass „schwammige“ Ergebnisse beim Muskeltest weitaus häufiger auf unsensible Testtechnik zurückzuführen sind als auf Wassermangel und dass somit mögliche Fehler eher bei der eigenen Testanwendung zu suchen sind als im Wasserhaushalt des Getesteten.

Blockade

Bei Vorliegen einer Blockade bleibt der Arm – gleichgültig, ob bei positivem oder negativem Reiz – ständig stark, das heißt, es lässt sich keine Negativreaktion auslösen.

Eine solche Blockierung ist üblicherweise ein Hinweis auf die bewusste oder unbewusste Weigerung des Getesteten, sich auf dieses Testverfahren oder diesen Therapeuten einzulassen. Meist tritt sie auf, wenn wir als Tester jemandem unbedingt etwas „beweisen“ wollen und die Grenzen des anderen nicht wahren. Oder auch dann, wenn ein Patient Angst hat, sich diesem Verfahren zu stellen, zum Beispiel, weil er nicht einschätzen kann, wie weit sein intimstes Inneres dadurch als offenes Buch vor dem Testenden liegt.

Hier lohnt sich der Aufwand von wenigen Minuten, um jedem Neuling das Testen erstens zu erklären und zweitens mit einfachen Beispielen zu demonstrieren.

Mentale Einflüsse

Hier kommen wir zur heikelsten der Fehlermöglichkeiten beim Testen. Diesen Aspekt einerseits kritisch im Blick zu behalten, sich andererseits aber auch nicht verunsichern und entmutigen zu lassen – das braucht Erfahrung und Übung.

Beobachtungen und Experimente lassen den Schluss zu, dass Therapeuten und Klienten (bzw. Tester und Getestete) durch ein gemeinsames Schwingungsfeld in eine ständige nonverbale Kommunikation eingebunden sind. Daher sind Übertragungsphänomene nicht ausgeschlossen, ja, teilweise unvermeidlich und sogar erwünscht, beispielsweise Kenntnisse des testenden Therapeuten: Wenn ich per Muskeltest (durch Dialog) klären will, ob ein bestimmtes Behandlungsverfahren für den Patienten hilfreich ist, muss nicht der Kranke selbst das Verfahren kennen, sondern mein Wissen als Ärztin überträgt sich in diesem nonverbalen Feld und wird vom Patienten per Muskelreaktion „reflektiert".

Unter dieser Voraussetzung kommt berechtigterweise die Frage auf, inwieweit die Testergebnisse wirklich vom Klienten stammen und inwieweit sie vom Therapeuten beeinflusst werden. Sie können sich derartige Übertragungen nicht vorstellen? Dann machen Sie einmal folgendes Experiment (allerdings sollten Sie hierfür schon in der Testtechnik geübt sein):

Ein Übertragungsexperiment

Informieren Sie Ihre Testperson, dass Sie überprüfen wollen, ob sie sich von Ihnen gedanklich so beeinflussen lässt, dass der Testarm aufgrund *Ihres* Willens nachgibt. Zu diesem Zweck wählen Sie ohne ihr Wissen eine Zahl zwischen 1 und 10 und notieren sie auf einem Zettel, der für die Testperson nicht sichtbar ist. Sagen Sie ihr, Sie würden insgesamt zehnmal den Armmuskel testen und dieser würde exakt bei derjenigen Zahl schwach werden, die Sie aufgeschrieben hätten.

Testen Sie dann zehnmal den Arm, zählen Sie dabei laut mit, in dem Bewusstsein, dass der Arm bei der ausgewählten Zahl nachgibt – er wird es tun.

In ähnlicher Weise können Sie auch diverse Städtenamen aufzählen und „beabsichtigen", dass bei einer dieser Städte (die Sie natürlich zuvor notiert haben) der Muskel nachgibt. Oder Sie probieren es mit verschiedenen Möbelstücken oder Obstsorten … Lassen Sie Ihre Fantasie spielen!

Bedeutet dieses Übertragungsphänomen das Aus für den Muskeltest (mangels Verlässlichkeit)? – Sicher nicht. Denn kaum jemandem dürfte daran gelegen sein, den Getesteten – wie in unserem Demonstrationsbeispiel mit den Zahlen – bewusst zu manipulieren; damit würde er ja genau das untergraben, was den Muskeltest so wertvoll macht, nämlich Informationen aus einer sonst nicht zugänglichen Bewusstseinsschicht des Klienten zu erhalten. Wo bliebe dann der Wert der Aussage?

Aber mit diesem Versuch soll deutlich werden, dass sich beim Muskeltest Projektionen einmischen können – das gilt für unbewusste ebenso wie für bewusste, und diese gilt es aufzuspüren. Denn gerade in der psychotherapeutischen Begleitung ist hier besondere Vorsicht geboten: Übertragungen spielen auch ohne Muskeltest in die Beziehung hinein – der Test kann eine solche Interaktion erheblich verschärfen. Wenn der Patient einmal die Tatsache angenommen hat, dass über den Muskeltest Informationen aus seinem Innenleben ins Bewusstsein geholt werden können, dann vertraut er selbstverständlich darauf, dass es *seine eigenen* Informationen sind und nicht Ergebnisse einer Therapeutenerwartung. Wie sollte er auch auf die Idee kommen, das *sein* Arm etwas tut, was durch Gedankeneinfluss des Therapeuten bewirkt wird?! Wenn ich es genau bedenke, wüsste ich (außer vielleicht dem Skalpell) kein Instrument, das einerseits so hilfreich ist wie der Muskeltest, aber auch ebenso gefährlich werden kann, wenn es nicht sorgsam und verantwortungsbewusst geführt wird.

Das Wechselspiel mentaler Beeinflussung ist ein essenzieller Aspekt im Umgang mit dem Muskeltest – egal in welchem Kontext. Dennoch müssen wir hier die Ausführungen dazu auf das Notwendigste beschränken. Wenn Sie sich näher damit auseinandersetzen möchten, finden Sie dazu reichlich Informationen und Anregungen in meinem Buch *Der Muskeltest – Was er wirklich kann. Erkenntnisse aus der Praxis: Chancen, Grenzen, Erfahrungen*. Dort setze ich mich ausführlich mit dem auseinander, was sich im Hintergrund des Muskeltests abspielt, insbesondere in den erwünschten und unerwünschten mentalen Übertragungen zwischen Tester und Getestetem.

Nun stellt sich die Frage, wodurch der unerwünschte – weil verfälschende – Einfluss eigener Projektionen auf die Testergebnisse vermieden werden kann. Die erste und wesentliche Regel dafür lautet:

> Unsere Einstellung muss frei sein von Vorurteilen und Intentionen, wir müssen unseren Patienten offen und unvoreingenommen gegenübertreten. Das bedeutet, dass selbstkritische Beobachtung fester Bestandteil des Testens sein muss, ebenso wie Aufrichtigkeit sich selbst gegenüber.

Aus Situationen, die besonders anfällig sind für diese Art von Fehlern, können wir Rückschlüsse ziehen zur Verbesserung. Und mentale Übertragungen entstehen vor allem durch …

- besondere Sympathie oder Antipathie einer Testperson gegenüber
- Zeitdruck („Ich muss schnell etwas Passendes finden …")
- Stress und Anspannung sonstiger Art aufseiten des Testers

In diesem Wissen können wir vorbeugen durch einen passenden Zeitrahmen, ruhiges Ambiente, entspannt-konzentrierte Aufmerksamkeit und bewusste Wahrnehmung unserer eigenen Haltung. Wenn wir uns unter solchen Voraussetzungen bemühen, keine eigenen Interessen oder Absichten einfließen zu lassen, dürfte der Test in der Regel frei sein von Übertragungsphänomenen und damit in seinem Ergebnis „echt".

Einen „Schnellcheck" für Ihre Selbstreflexion und zur Klärung von Irritationen finden Sie – knapp und übersichtlich – weiter unten.

Praxisstart

Man kann sich die Arbeit mit dem Muskeltest weitgehend autodidaktisch und parallel zum laufenden Alltag aneignen – einen klugen Aufbau des Lernprozesses vorausgesetzt, und darüber hinaus mit der Empfehlung, sich durch einen Ausbilder individuell oder in einem Kurs praktisch anleiten zu lassen. Wie reichhaltig der Segen dieses Untersuchungsinstrumentes wird, hängt großenteils vom Beherrschen der Testtechnik und dem Grundverständnis der Funktionsweise ab, und wer sich darin tiefer einarbeiten möchte, findet bei Interesse eine detailliertere Anleitung in meinem *Praxisbuch analytische Kinesiologie.*

Entscheidend beim Muskeltest sind die praktische Übung, das Sammeln von Erfahrungen und die stetig begleitende Selbstreflexion sowie Rückmeldungen von Getesteten oder Supervisoren. Auf dieser Grundlage können Sie beginnen, entsprechende Gelegenheiten zu nutzen und zu suchen.

Hier ein paar Anregungen:

- *Wen* kann man für den Test auswählen?
  Jeden, der bereit ist! Wenn Sie sich und Ihrem Gegenüber deutlich machen, dass Sie *trainieren und Erfahrungen machen* möchten (und zunächst nicht: „den Test vermitteln" oder „etwas austesten" wollen), so wird Ihnen selten jemand die Bitte abschlagen (zum Beispiel Familienangehörige, Freunde, Bekannte, Gleichgesinnte in Arbeitsgruppen – gegebenenfalls auch Patienten, sofern es nicht schon um therapeutische Sitzungen geht). *Sie* wollen etwas lernen, die anderen tun Ihnen den Gefallen und stellen sich kurz zur Verfügung. Als Dank bekommen Ihre Probanden einen Einblick in ein spannendes Werkzeug, das ihnen vielleicht unmittelbar danach oder später nützliche Dienste erweisen kann.
- *Was* sollte getestet werden?
  Verzichten Sie auf Testungen, die schon zu Anfang von der Neugier auf vielerlei *inhaltliche* Aussagen geprägt sind, und konzentrieren Sie sich zunächst auf Möglichkeiten, den Testvorgang als solchen in unterschiedlichen Spielarten auszuloten.

Orientieren Sie die Testobjekte weitgehend an der Akzeptanz der Probanden. Vermeiden Sie Testungen, bei denen Sie von vornherein davon ausgehen können, in schwierige inhaltliche Diskussionen verwickelt zu werden.
Deshalb bieten sich als archetypische neutrale Reize immer wieder die Piktogramme von Smilie und Heulie an, zumindest als Einstieg.
Mit aufgeschlossenen Probanden können Sie Nahrungs- und Genussmittel oder Kosmetika testen, in Praxen auch Medikamente und andere Heilmittel. Achten Sie darauf: Wie umfangreich dürfen Testserien sein, ohne dass Ihre entspannte Aufmerksamkeit leidet?
Ebenso lassen sich unverfängliche verbale Aussagen im Muskeltest-Dialog prüfen (siehe unter „Dialogtest“).

Wenn die Testtechnik immer wieder Probleme macht (Proband ermüdet rasch oder klagt über Armschmerzen; es wird kein klares Einrasten gespürt; das „Nein“ ist uneindeutig):

- Bitten Sie um kontinuierliches Feedback der Probanden.
- Trainieren Sie an der Küchenwaage!

Der beste Weg zur Aneignung des Muskeltests:

- **Sammeln Sie Erfahrungen!**

  Indem Sie sich *mit einem überschaubaren Repertoire* in verschiedene Testsituationen mit unterschiedlichen Menschen begeben, werden Sie Sicherheit entwickeln für die nächsten Schritte. Deshalb bedeutet „Sammeln“:

  - Experimentieren Sie *viel*, aber mit eher *wenigen* Inhalten.
  - Dokumentieren Sie konsequent Ihre Fragen und Irritationen ebenso wie auch kleinere und größere Erfolgsmeldungen.

- **Prüfen Sie Ihre Experimente und Erfahrungen …**

  … hinsichtlich Eindeutigkeit der Testergebnisse und erfolgreicher Testtechnik – das heißt, bitten Sie die Probanden um Rückmeldung, wie Ihre Testweise empfunden wird;

… durch bewusste Selbstreflexion anhand des „Denkzettels“ (Zentrierung, Technik, Logik):
… wo möglich, durch Stimmigkeitsabgleich;
… durch qualitätsorientierte – selbstkritische – Arbeitsgruppen;
… durch praktische Einzelausbildung und persönliche Supervisionen.

- **Erweitern Sie Ihren Spielraum**, sobald Sie in den einfachen Anwendungen sicher geworden sind:
  - Beziehen Sie den Test gegebenenfalls zunehmend in Ihre Arbeit ein.
  - Erweitern Sie das Test*spektrum* mit den schon vertrauten Probanden.

Zum Abschluss dieser Arbeitsanleitung folgt auf den nächsten Seiten die angekündigte Übersicht zum Fehlercheck.

Fehlercheck

Der Fehlercheck nach dem Z – T – L – Prinzip gehört, und zwar *in genau dieser Reihenfolge,* zu jeder Selbstreflexion bei befremdlichen Ergebnissen des Muskeltests oder wenn Unsicherheit auftaucht – darüber hinaus empfiehlt er sich immer einmal wieder als Stichprobe zur Selbstkontrolle:

Z = Zentrierung

T = Testtechnik

L = Logik

Zentrierung umfasst …

- ungeteilte Aufmerksamkeit für Patient und Testsituation
- ausreichend Zeit, Verlangsamung des Testprozesses
- ruhiges Ambiente ohne Ablenkungen
- eigene entspannte und klare Verfassung
- ständige Bewusstheit dessen, was man gerade tut und wo man sich befindet: in der Therapeut-Patient-Beziehung – in der Testarbeit – in den eigenen Gedanken, Gefühlen, Überzeugungen und Vorstellungen

Testtechnik muss berücksichtigen:

- Testdruck (laaangsame Drucksteigerung, am besten durch Gewichtsverlagerung
- Testfunktion im Sinne von …
  - Dialog (Kommunikation in vollständigen Sätzen) oder …
  - Raster (Ein Auftrag wird nach gewünschten Kriterien vorgegeben, der Test selektiert – ohne Worte – nach „trifft zu“ und „trifft nicht zu“.)

(Test-) Logik beinhaltet:

- Systematik
  - Bewegen Sie sich im Test vom Allgemeinen zum Speziellen?
  - Haben Sie noch die Verbindung zum Ausgangspunkt und den Überblick über den Testweg?
  - Ist das Raster, das Sie vorgegeben haben, aussagekräftig und eindeutig?
- Stimmigkeit: Passen die Ergebnisse zu Vorergebnissen und anderen Befunden? (Wenn Behandlungsempfehlungen per Muskeltest von Tag zu Tag wechseln, Störungen heute auftauchen und morgen unerklärlich verschwinden, andere Untersucher *genau das Gegenteil* testen, muss der ZTL-Check noch einmal von vorn durchdacht werden.)
- Kompetenz: Haben Sie von dem Gebiet, in dem Sie testen, zumindest so viele Kenntnisse, dass Sie auch *ohne* Test wüssten, was zu tun ist?

Bitte beachten Sie:

Der Muskeltest als solcher legitimiert zu nichts, was man nicht ohne ihn auch dürfte oder könnte!

Testlisten mit Triggerbegriffen

Triggerbegriffe für die mit den Meridianen assoziierten Emotionen

Gouverneursgefäß:

Männlichkeit – Wahrheit – Ehrlichkeit – Verantwortung – Unterstützung – Kontrolle – Misstrauen – Leistung – Pflicht – Erfolg

Konzeptionsgefäß:

Weiblichkeit – Empfänglichkeit – Hingabe – Selbstachtung – Scham – Schutz

Herzmeridian:

Liebe – Vergebung – Versöhnung – Mitgefühl – Selbstwert – Geborgenheit – Herzlichkeit – Humor – Hass

Kreislauf-Sexus-Meridian (auch Perikardmeridian genannt):

Freude – Entspannung – Großzügigkeit – Verantwortlichkeit – Reue – Eifersucht – starrköpfig – Sturheit

Dreifacher Erwärmer:

Zuversicht – Leichtigkeit – Optimismus – unbefangen – Dienen – Verzweiflung – Einsamkeit – Resignation – entmutigt

Dünndarmmeridian:

Lebensfreude – Integration – Anpassung – Respekt – Wertschätzung – unbeachtet sein – Sorgen – Kummer

Magenmeridian:

Zufriedenheit – Zuverlässigkeit – Einfühlungsvermögen – Zuneigung – Enttäuschung – Entbehrung – Verlust – verbittert – Kritik – Ekel – Leere

Milz-Pankreas-Meridian:

(materielle) Sicherheit – Anerkennung – Zutrauen – Mitleid – Gier – Geiz – Ablehnung – Zukunftsangst

Lungenmeridian:

Demut – Bescheidenheit – Toleranz – Missachtung – Geringschätzung – Spott – Trauer – Vorurteil – Arroganz – Revierprobleme

Dickdarmmeridian:

Befreiung – Gnade – Begeisterung – Schuld(gefühle) – Zwang – Gleichgültigkeit – Depression – Trauer

Nierenmeridian:

Partnerschaft – Loyalität – Zwiespalt – Zweifel – Sorge – Vorsicht – Furcht – Angst

Blasenmeridian:

Vertrauen – Geduld – Mut – Frieden – Harmonie – Ruhe – Streit – Frustration – Schrecken – Panik – Entsetzen

Lebermeridian:

glücklich – fröhlich – Verwandlung – Wut – Groll – Zorn – Empörung – unglückselig

Gallenblasenmeridian:

Nachsicht – Wahl – Wut – Zorn – Empörung – Ohnmacht – Passivität – hilflos – ausgeliefert

Triggerbegriffe für die mit den Farben assoziierten Emotionen

Rot:

Überleben – Macht – Freiheit – Leistung – Aktivität – Wille – Gefahr – Aggression – Aufmerksamkeit – Leidenschaft – Stopp

Blau:

Vertrauen – Ruhe – Entspannung – Geborgenheit – Harmonie – Treue – Einsamkeit – Kälte – selbstgerecht – konservativ – unerreichbar

Gelb:

Offenheit – Entfaltung – Freude – Intellekt – Weisheit – Veränderungsbereitschaft – Isolation – Gefühlsmangel – Leere – Neugier

Grün:

Wachstum – Kreativität – Selbstvertrauen – (Selbst-)Sicherheit – Hoffnung – Ausgleich – Gerechtigkeit – Stagnation

Orange:

Lebenslust – Vitalität – Geselligkeit – Sinnlichkeit – Erotik – Fülle – hemmungslos – eitel – morbide

Violett:

Spiritualität – Glauben – Wandel – Mystik – Widerspruch – Konflikt – Spannung – Ausgrenzung

Triggerbegriffe für Lebensaspekte

Körper:

Lebendigkeit – Gesundheit – Lust – Kraft – Versorgung – Sexualität – Hunger – Entbehrung – Krankheit – Schmerz – Tod

Persönlichkeit:

Identität – Selbstentfaltung – Charakter – Authentizität – Selbstvertrauen – Selbstbehauptung – Selbsterkenntnis – Selbstwahrnehmung – Würde

Beziehung:

Intimität – Vertrauen (in Andere) – Kommunikation – Verstehen – ernst nehmen – Zuneigung – Gehorsam – Nähe – Abhängigkeit – unterwürfig – Manipulation -- Doppelbotschaft

Soziale Gemeinschaft:

Engagement – Einordnung – Verlässlichkeit – Verantwortlichkeit – Loyalität – Rivalität – dazugehören – Heimat – Autorität – Regeln – Urteil

Ideelle Aspekte:

Integrität – Wahrheit – Aufrichtigkeit – Anspruch – Maßstab – Ehre – Moral – Toleranz – Heuchelei – Überforderung – Missbrauch – Ironie – zynisch – gewissenlos

Sinnfragen:

Sinnsuche – Vision – Illusion – Weltsicht – Idole – Religion – Dogma – weltfremd – verherrlichen – abgehoben

Die Meridian-Alarmpunkte

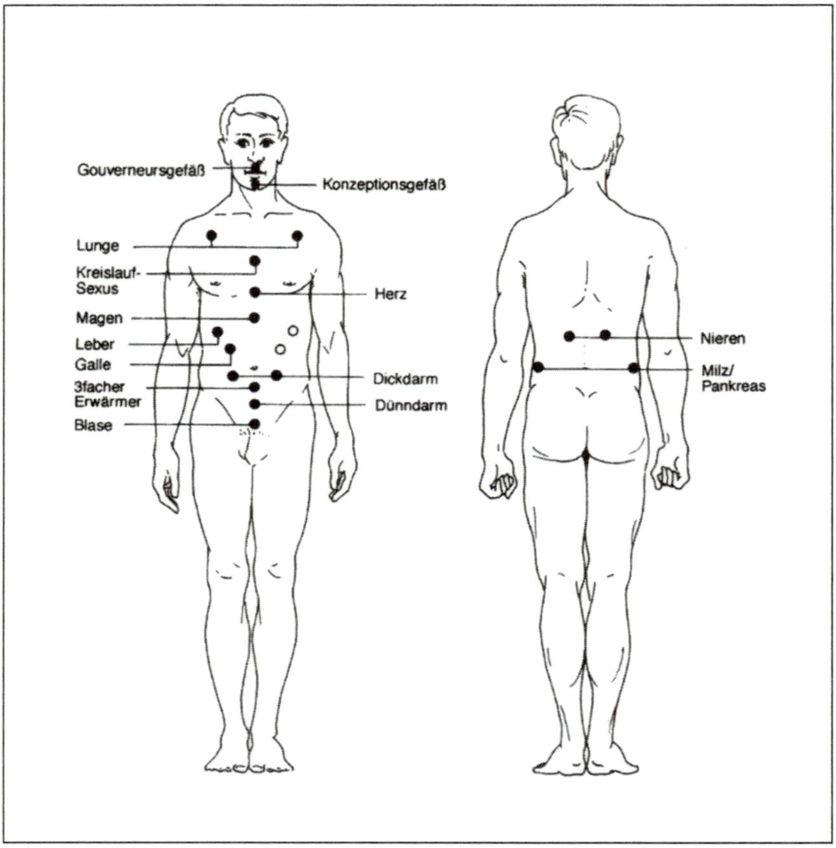

Die Lage der Alarmpunkte

Wenngleich ich auch in der Medizin für eine allgemein verständliche Sprache plädiere, ist es manchmal äußerst umständlich, medizinisch feststehende Begriffe zu übersetzen – so auch hier bei den anatomischen Lagebeschreibungen. Da ich davon ausgehe, dass der Test der Alarmpunkte ohnehin nur von medizinisch vorgebildeten Lesern durchgeführt wird, erlaube ich mir in diesem Fall, die Fachbegriffe weitgehend beizubehalten.

Gouverneursgefäß: auf der Körpermittellinie, oberhalb der Oberlippe

Konzeptionsgefäß: auf der Mittellinie, unterhalb der Unterlippe

Lungenmeridian: auf der Hälfte der Verbindungslinie zwischen Axilla und Sternoklavikulargelenk

Kreislauf-Sexus-Meridian: auf der Mitte des Brustbeins

Herzmeridian: an der unteren Spitze des Brustbeins

Magenmeridian: am Epigastrium (unterhalb des Brustbeins)

Milz-Pankreas-Meridian: beiderseits in der Axillarlinie, in Höhe des Bauchnabels

Gallenblasenmeridian: beiderseits unterhalb des Rippenbogens, in der Mamillarlinie

Lebermeridian: etwa 3 Querfinger oberhalb des Gallenpunkts, etwas mehr nach außen gelegen

Dickdarmmeridian: beiderseits etwa handbreit neben dem Nabel

Dreifacher Erwärmer: 2 Querfinger unterhalb des Nabels

Dünndarmmeridian: 2–3 Querfinger unterhalb des Alarmpunkts für den Dreifachen Erwärmer

Blasenmeridian: auf der Körpermittellinie, direkt oberhalb der Symphyse

Nierenmeridian: handbreit nach oberhalb und dorsal vom Milz-Pankreas-Alarmpunkt (am Rippenbogen)

Literaturempfehlungen

In diesem Buch habe ich verschiedene Aspekte von Psychologie, Psychotherapie oder Kinesiologie angesprochen, die hier nicht erschöpfend ausgeführt werden konnten. Deshalb möchte ich einige Bücher zur Vertiefung und Erweiterung empfehlen, die in unseren Arbeitskreisen besonderen Anklang gefunden oder sich zu bestimmten Themen bewährt haben:

Zu Psychosomatik und Psychotherapie

Bräutigam, Walter (et al.): *Psychosomatische Medizin. Ein kurzgefasstes Lehrbuch*, Stuttgart: Thieme, 1992
Ein klassisches Grundlagenwerk

Dahlke, Rüdiger: *Krankheit als Symbol. Handbuch der Psychosomatik. Symptome, Be-deutung, Bearbeitung, Einlösung,* München: Bertelsmann, 2007
Bietet viele Hintergründe und Anregungen, um der „Botschaft" einer Erkrankung auf die Spur zu kommen.

Dieterich, Michael: *Einführung in die allgemeine Psychotherapie und Seelsorge,* Wuppertal: Brockhaus, 2001
Eine knappe und verständliche Darstellung diverser Psychotherapieformen, ihrer Schwerpunkte und Unterschiede, erweitert durch spirituelle Aspekte in Richtung Seelsorge. Dieser Überblick verschafft rasche Orientierung innerhalb der Fülle aktueller Therapieformen.

Zum Verständnis kindlicher Prägungserfahrungen

Baacke, Dieter: *Die 0- bis 5jährigen. Einführung in die Probleme der frühen Kindheit,* Weinheim/Basel: Beltz, 1999

Brisch, Karl Heinz, und Hellbrügge, Theodor (Herausgeber): *Bindung und Trauma. Risiken und Schutzfaktoren für die Entwicklung von Kindern,* Stuttgart: Klett-Cotta, 2012

Riemann, Fritz: *Grundformen der Angst. Eine tiefenpsychologische Studie,* München: Reinhardt, 2011
Klassisches Werk der Psychologie, beschreibt emotionale Störungen und setzt sie in Bezug zu früheren prägenden Erfahrungen.

Zu Kinesiologie und Muskeltest

Diamond, John: *Der Körper lügt nicht*, Kirchzarten: VAK, 1983
Ein Klassiker von einem der Pioniere der Kinesiologie

Keding, Christa: *Praxisbuch analytische Kinesiologie. Die Ursachen erforschen, die Behandlung optimieren*, Kirchzarten: VAK, 2013

Keding, Christa: *Der Muskeltest – Was er wirklich kann. Erkenntnisse aus der Praxis: Chancen, Grenzen, Erfahrungen*, Kirchzarten: VAK, 2013

Klinghardt, Dietrich: *Lehrbuch der Psycho-Kinesiologie: Ein neuer Weg in der psychosomatischen Medizin*, Stuttgart: INK, 2010

Thie, John F., und Thie, Matthew: *Touch for Health: Das umfassende Standardwerk für die Praxis*, Kirchzarten: VAK, 2006
Ebenfalls ein Klassiker der Kinesiologie mit sehr umfangreichen Grundlagen zu einer der Hauptrichtungen der Kinesiologie

Über die Autorin

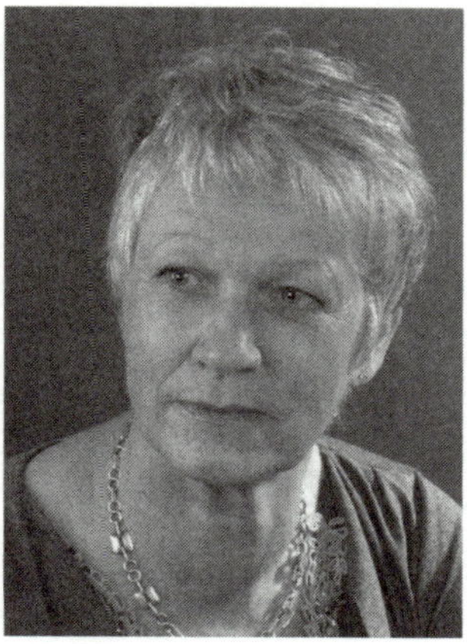

Dr. Christa Keding, Jahrgang 1948, studierte in Göttingen Medizin. Nach Klinikzeit (Innere Medizin, Schwerpunkt Nephrologie und Onkologie) und Praxisassistenz ließ sie sich als allgemeinmedizinische Landärztin im Rheinland nieder. 1994 erwarb sie die Zusatzbezeichnung „Psychotherapie". Ab 1988 absolvierte sie eine umfassende Ausbildung in Kinesiologie. Seitdem setzte sie sich intensiv mit dem Muskeltest auseinander, suchte nach einer vereinfachten Anwendungssystematik für die Praxis und entwickelte die analytische Kinesiologie. In den Jahren 1992 bis 2011 gab sie ihre Erfahrungen in Seminaren weiter; inzwischen bietet sie Individualausbildung für Kursleiter und Therapeuten an. Frau Dr. Keding arbeitet seit 2003 in privater Praxis in Hamburg; sie hat zwei erwachsene Töchter.

Buchveröffentlichungen: *Gesund durch analytische Kinesiologie* (1998), *Gesund durch psychologische Kinesiologie* (1999), *Die wundersame Welt des Muskeltests* (2008) – alle vergriffen; *Praxisbuch analytische Kinesiologie* (VAK, 2013), *Der Muskeltest – Was er wirklich kann* (VAK, 2013).

Nähere Informationen und Kontakt: www.praxis-keding.de

Dr. Christa Keding:

Praxisbuch analytische Kinesiologie

Die Ursachen erforschen – die Behandlung optimieren – mit dem Muskeltest

Leseprobe: www.vakverlag.de

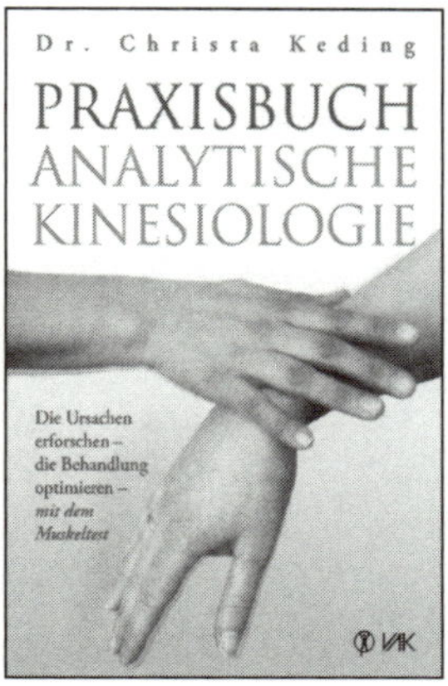

Die erfahrene Ärztin erklärt den gezielten Einsatz des Muskeltests für die konkrete Analyse von Krankheitsursachen und zeigt den medizinischen Zusatznutzen auf: Der Muskeltest dient auch als „Navigator" zur jeweils optimalen Therapie. Mit detaillierten Anleitungen und zahlreichen authentischen Fallbeispielen demonstriert das praxisorientierte Handbuch die Anwendung des Muskeltests im Bereich der Gesundheit – für Ärzte, Heilpraktiker und Therapeuten und auch für medizinisch Interessierte.
Extra: Tipps für den Einstieg in die Kunst des Muskeltestens
232 Seiten, 19 Abbildungen, Paperback (15 x 21,5 cm)
ISBN 978-3-86731-123-6

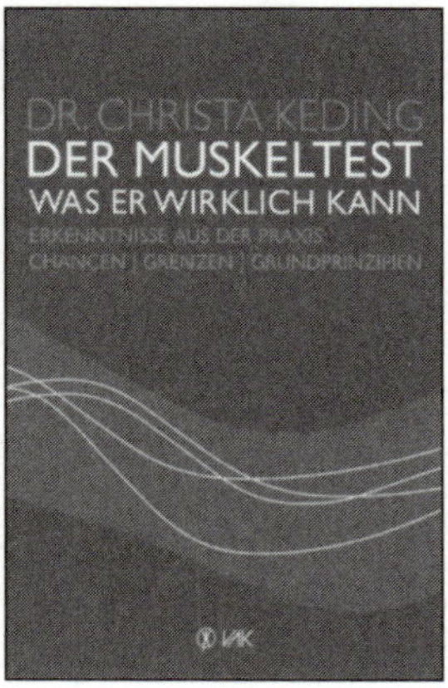

Dr. Christa Keding:

Der Muskeltest – Was er wirklich kann

Erkenntnisse aus der Praxis: Chancen, Grenzen, Grundprinzipien

Leseprobe: www.vakverlag.de

Die erfahrene Ärztin erläutert in diesem Buch den methodischen Hintergrund für den Muskeltest, beleuchtet Unsicherheiten in der Anwendung und arbeitet die Kritikpunkte von Skeptikern sachlich auf. Konkret und umfassend belegt sie die Vorzüge des Muskeltests und wendet sich entschieden gegen seine missbräuchliche Verwendung. Ihre differenzierte und reflektierte Darstellung seiner Grundprinzipien, Einsatzmöglichkeiten und Grenzen liefert die professionelle Grundlage für seine breite Einführung in die therapeutische Praxis.

272 Seiten, 4 Abbildungen, Paperback (15 x 21,5 cm)
ISBN 978-3-86731-133-5

Dr. med. Dietrich Klinghardt, Amelie Schmeer-Maurer:

MentalFeldTechniken – ganz praktisch

20 Methoden für Selbsthilfe und Heilung

Leseprobe: www.vakverlag.de

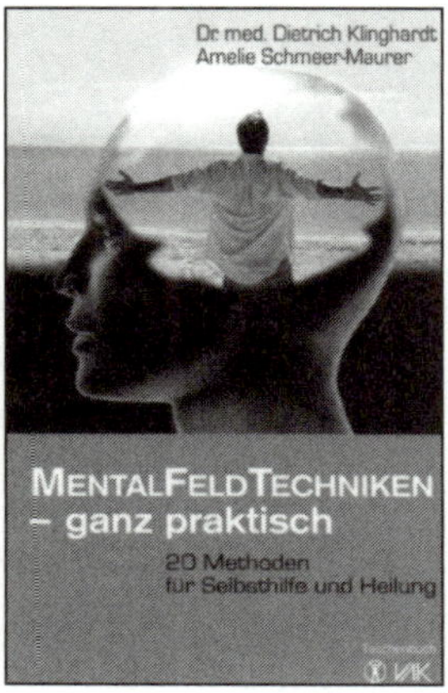

Jeder hat sie schon erlebt: Konfliktsituationen, verletzende Äußerungen, Beziehungskrisen, Erschöpfungszustände, Ängste ... bei sich oder bei anderen. In diesem Buch werden ausgewählte Selbsthilfetechniken mit der bewährten Klopfakupressur kombiniert. Diese Kombination potenziert die Wirkung: Die heilenden Kräfte werden intensiviert und damit noch tiefgreifender und rascher wirksam. Sie sprechen mehrere Sinne und Erfahrungsebenen gleichzeitig an.
Wenn Sie sich selbst oder anderen helfen wollen, finden Sie hier leicht anwendbare und sofort nutzbare Techniken.

256 Seiten, 20 Abbildungen, Paperback (13 x 20,5 cm),
ISBN 978-3-86731-074-1

Abbonnieren Sie unseren Newsletter (gratis) unter: www.vakverlag.de

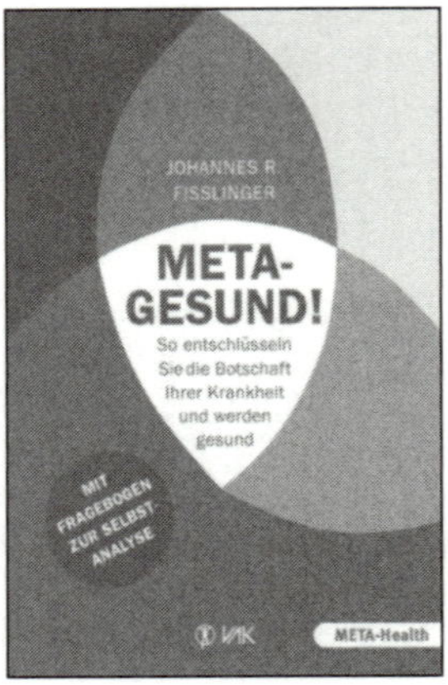

Johannes R. Fisslinger:

Meta-gesund!

So entschlüsseln Sie die Botschaft Ihrer Krankheit … und werden gesund

Leseprobe: www.vakverlag.de

Krankheit und Gesundheit betrachten wir in der Regel als statische Zustände. Die vom Autor entwickelte META-Health-Methode vermittelt ein grundlegend neues Verständnis: Erkrankung und Genesung sind ein ständiger Regulationszyklus und die dabei auftretenden Symptome geben uns Rückmeldung darüber, welche Bereiche unseres Körpers (und unseres Lebens) besonderer Aufmerksamkeit bedürfen. Ein detaillierter Fragebogen hilft Ihnen dabei, Ihre Symptome zu entschlüsseln, die spezifischen Auslöser zu finden und ganz gezielt die Selbstregulation zu unterstützen.

176 Seiten, 12 Abbildungen, Paperback (15 x 21,5 cm)
ISBN 978-3-86731-137-3

Bradley Nelson:

Der Emotionscode

So werden Sie krank machende Emotionen los

Leseprobe: www.vakverlag.de

Emotionen beeinflussen unser Denken, unser Handeln und unsere Beziehungen. Emotionale Blockaden können Schmerzen, Funktionsstörungen und Krankheiten auslösen. Die in diesem Buch beschriebene Selbsthilfemethode zeigt Ihnen, wie Sie solche festsitzenden Emotionen lokalisieren und mithilfe eines Magneten, der dem Körper einen ausgleichenden Regulationsimpuls gibt, einfach auflösen. So können Sie zunächst unklare Beeinträchtigungen rasch beseitigen und körperliche Beschwerden beenden. Dieses umfassende Einführungsbuch ihres Begründers beantwortet alle Fragen zu Hintergrund, Wirkung und praktischer Anwendung der Emotionscode-Methode.

312 Seiten, zahlreiche Abb., Paperback (13 x 20,5 cm)
ISBN 978-3-86731-076-5

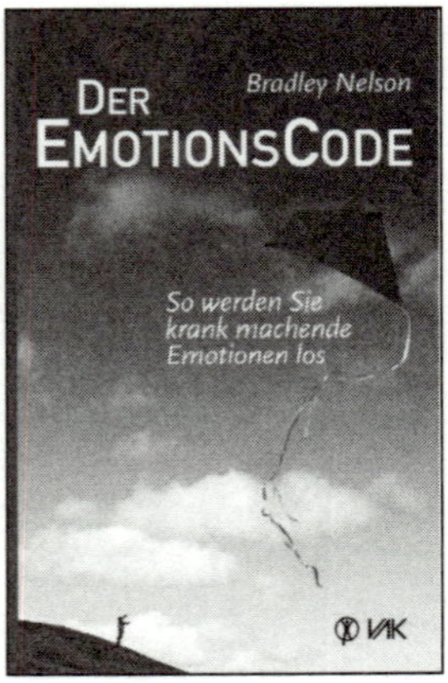

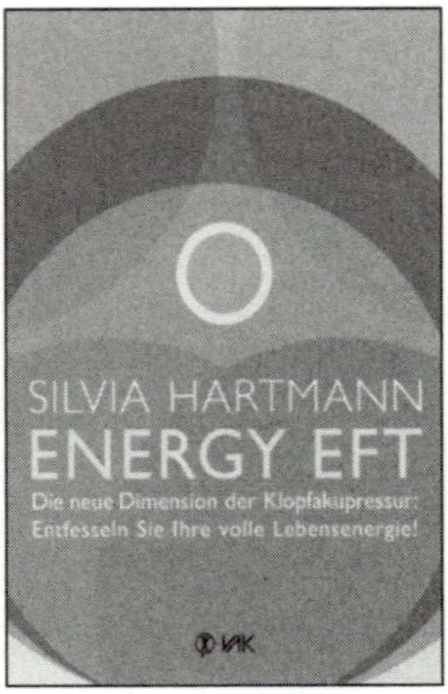

Silvia Hartmann:

Energy EFT

Die neue Dimension der Klopfakupressur: Entfesseln Sie Ihre volle Lebensenergie!

Leseprobe: www.vakverlag.de

Silvia Hartmanns Weiterentwicklung der ursprünglichen EFT-Methode geht weit über bekannte „Klopfmethoden" hinaus: Bisher haben Sie mit EFT Ihre Probleme einfach nur „weggeklopft". Jetzt verwenden Sie die neue *Energy EFT*-Klopfsequenz, um mehr Energie aufzubauen – also nicht bloß „weg" vom Problem, sondern hin zur positiven Seite der energetischen Skala, zu neuer Energie und Lebenskraft! Ein „Muss" für alle EFT-Anwender, mit zahlreichen konkreten Anwendungsbeispielen.

336 Seiten, 18 Abbildungen, Paperback (15 x 21,5 cm)
ISBN 978-3-86731-125-0

Bestellen Sie unsere kostenlosen Kataloge unter: www.vakverlag.de